清代医家治血之论

李艳彦　著

中医古籍出版社

图书在版编目（CIP）数据

清代医家治血之论/李艳彦著．－北京：中医古籍出版社，
2014.12

ISBN 978－7－5152－0738－4

Ⅰ.①清…　Ⅱ.①李…　Ⅲ.①气血辨证－研究－中国－清代
Ⅳ.①R254.2

中国版本图书馆 CIP 数据核字（2014）第 313445 号

清代医家治血之论

李艳彦　著

责任编辑　张　磊
封面设计　映象视觉
出版发行　中医古籍出版社
社　　址　北京东直门内南小街 16 号（100700）
印　　刷　三河市华东印刷有限公司
开　　本　850mm×1168mm　1/32
印　　张　6
字　　数　148 千字
版　　次　2014 年 12 月第 1 版　2014 年 12 月第 1 次印刷
印　　数　0001～2000 册
书　　号　ISBN 978－7－5152－0738－4
定　　价　12.00 元

内容提要

在长期的医疗实践活动中，"血"的研究作为中医学理论的核心内容之一，不断得到发展、丰富和完善，最终形成了独具特色的中医血理论体系。

中医对"血"的认识是与整个中医理论的形成与发展同步的，历代医家对"血"相关疾病的认识和辨治做出了巨大的贡献。及至清代，论血之医家甚夥，义理各臻其妙，然卷帙繁多，学者难于一一尽睹。本著以清代对血理论研究有重要贡献之代表医家的相关文献为研究内容，对这些医家的学术思想进行剖析，试图从中对"血"相关理论、相关病变的临床表现、病因病机、诊断诊法、治则治法、治疗禁忌及相关方药等方面进行系统而具体的提炼，重点阐述其在血理论发展和完善过程中的作用，以期对血理论进行深入的整理、挖掘，使之得到全面的继承和发展。同时厘清对"血"相关疾病认识的发展、运用、丰富和深化研究的脉络，对正确理解中医"血"相关疾病的科学内涵，为中医血理论体系的构建和现代研究打下坚实基础。同时也希望为中医临床、养生、防治以及教学、科研提供尽可能全面的理论基础和科学依据。

引　言

　　清代中医著作大量涌现，中医对"血"的认识在理论、实践上得到深化研究和创新发展，这是中医对血证认识日趋完善的时期，对"血"的相关论述从《张氏医通》《医学真传》《临证指南医案》《温热论》《医碥》《温病条辨》《笔花医镜》《温热经纬》《医林改错》《血证论》等文献中可见一斑。

　　清代"血"之研究得到了更全面的发展，在血之理论与相关病证方面的论述更加深入，为充实和发展中医血理论做出了重大贡献。如高世栻提出了"气非血不和，血非气不运"，强调气与血的密切关系；叶天士之"久病入络"理论及温热毒邪致血病的认识有效地指导着临床实践，如温热毒邪可煎血为瘀，或灼伤血络而致血溢，瘀热不去，离经之血反附其瘀，造成多处留瘀，广泛出血，故指出"入血就恐耗血动血，直须凉血散血"；何梦瑶对血与脏腑的关系、血与气的关系、血之先后天关系、水火与气血关系等均有较深刻的认识；王清任在《医林改错》中总结的"瘀血"致病理论朴实而实用，瘀血证治方药精炼而效著，是一部集活血化瘀大成之作；唐宗海之《血证论》较详细的总结了血证论治之法，为我国第一部有关血证治疗的专著，弥补了此前血证理论和临床证治的诸多空白，其提出的止血、消瘀、宁血、补虚"治血四法"成为后世通治血证之大纲。清代医家对中医"血"的研究做出了重大贡献，对临床有重要的指导作用。

目　　录

第一章 张 璐

一、医家小史

张璐（1617～1700），字路玉，晚号石顽老人，清代江南长洲（今江苏吴县）人。幼年博览群书，由于天资过人，勤奋钻研，努力实践，疗疾达到"应如桴鼓"之境界。与喻昌、吴谦被誉为清初三大名医，荣称"国手"。张璐笔耕不辍，著作较丰，著有《本经逢源》《诊宗三味》《伤寒缵论》《伤寒绪纶》《伤寒兼证析义》《张氏医通》《千金方衍义》等书。其对"血"的相关理论及病证的论述主要体现在《张氏医通》一书中。

《张氏医通》是体现张璐学术思想的重要代表著作，其中有关血症的论述内容丰富，详细阐发了各种出血、瘀血等的病因病机、辨证要点、治疗方药、预后及治疗注意等内容。

二、论血挈要

1. 血理论

张璐指出人身之血有阴阳之别，且有不同的功能，属阳之血可"调和五脏，洒陈六府"，属阴之血则"专守脏腑，滋养神气，濡润筋骨"。他认为经言血"在肾化为精，在肝化为清血，在火化为真血"，故按"血主濡之"之功，将血分为三种，分别为"至清至纯为养脏之血、清中之浊为灌注之血、清中之清为营经之血"。并指出此三类血具有不同功能：养脏之血为得君主之令，起"和调五脏"之用，其特点是藏而不失；灌注之血则秉输运之权，可"洒陈六腑"，特点为实而不满；营经之血则会

1

营周之度，可"流行百脉"，有满而不泄之特点。此三种血虽功能有别，但其"源流为一，析而为三，各有司属，各司其职"，若各尽其用，则"阴平阳秘"，不会导致上溢下脱等出血诸疾。

张璐在研究"血"之同时，注重气与血的密切关系，指出血的各种功能的发挥离不开气的作用，认为"阳气为阴血之引导，阴血为阳气之依归"，"虽气禀阳和，血禀阴质"，各具不同的功能特点，但"阴中有阳，阳中有阴"，二者相辅相成，相互为用，是不能截然分开的。

2. 血病变

《张氏医通》对出血性疾病的论述较多，涉及到衄血（鼻衄、舌衄、齿衄、耳衄、眼衄、肌衄）、吐血、呕血、唾血、咳血、咯血、血溢、九窍出血、溲血、下血、蓄血等内容，其中对衄血的论述尤其详细。

张璐指出衄血为血从经络中渗出而行于清道，可分为伤寒衄血、阳明衄血，发病原因涉及七情失调、喜怒不节、劳役过伤等。并指出衄血之证有多种，如实热证、真寒假热证、血虚火旺证、肺气虚证、瘀积证、伏暑证等。发病有由头风后才出现衄血者等多种情况。至于预后，指出衄血后可导致多种变证的发生。在辨证方面还涉及到以脉以出血之色辨其是否为脱血，是否为心火上熏于肺之证等，同时给出了相应的治疗方药。

从衄血的不同部位，张璐提出衄血有鼻衄、齿衄、耳衄、眼衄、舌衄、唾衄、肌衄等不同，且不同的衄血与不同的脏腑经脉有关。书中对不同衄血的病因病机论述得较为详细，如对齿衄的认识，认为与风壅、胃火、肾虚有关，而且将其表现也进行了描述，如："风壅者，或内龈微肿，或牵引作痛；肾虚者，口不臭，齿浮动，齿缝中点滴而出；胃热者，牙痛而龈间出血如涌，齿不动摇，其人必好饮"。如对眼衄的认识，认为眼衄与肝相关，指出眼衄"为血从目出，乃积热伤肝，或误药扰动阴血"

2

所致，并给出相应的治疗方药。还指出耳衄为血从耳出，多见于饮酒多怒之人等。在预后方面，提示若眼衄为由于误治而成的坏病所见者，一般预后不良。这些经验之谈对临床治疗衄血之疾有很重要的指导作用。

3. 病因病机

张璐指出出血与诸多因素有关，如劳役太过、禀赋偏盛、脏腑功能失调等。

出血与劳役太过有关，若劳役致出血，可使血从偏衰偏伤之处渗漏出。

出血与禀赋偏盛有关，禀赋若偏，则水谷从偏胜之气化。如阳胜或阴衰火旺，使血从上溢；阴胜或阳微火衰，则血从下而脱。但又强调辨证时不能完全固执于此，要灵活掌握，上溢之血并不全为火盛，下脱之血不全为阳衰，还须根据脏腑的特点、出血部位与出血颜色等进行辨别，尤其强调以出血之色辨其是由火盛还是由阳衰所致。如《张氏医通·诸血门》："其上溢之血，非一于火盛也；下脱之血，非一于阳衰也。但以色之鲜紫浓厚，则为火盛；血之晦淡无光，即为阳衰"。

张璐还认为出血与各脏腑功能失常有关，临证时应根据各脏腑功能之间的相互关系和出血的特点进行辨识。他指出："从上溢者，势必假道肺胃；从下脱者，势必由于二肠及膀胱下达耳。血出于肺者，咳逆，多带痰沫及粉红色者；其出于心包，色必正赤如珠漆光泽；若吐出便凝，摸之不粘指者，为守脏之血，见之必死；出于脾者，或从胃脘上溢，或从小肠下脱，血亦必鲜紫浓厚；出于肝者，或从上呕，或从下脱，血必青紫稠浓，或带血缕，或有结块；出于肾者，或从咳逆，或从咯吐，或稀痰中杂出如珠，色不鲜，间亦有从精窍而出者；其出于胃者，吐血量大，且多兼水液痰涎。"

张璐在辨治出血时，注重与肝脾的关系。他指出，下血之病，与肝脾有关，亦与冲脉相关。若肝脾受伤，血虽不下，亦可变为蓄血，如"以脾为身之津梁，冲为肝之血海，是皆关乎脏气。更有肝脾受伤，血虽不下，而气色痿黄，大便稠黑，乃蓄血之征验"，提示治疗宜重视肝脾在血证中的作用。

以上内容提示诊病时不可拘于某一定式，尽管有些情况多见，还是以临床辨证为准。张氏以禀赋偏盛、脏腑功能及出血之特点辨出血之病因病机，对临床有一定的指导作用。

4. 诊法

《张氏医通》中涉及辨别血证的诊断方法比较丰富，有脉诊、色诊、据出血之特点辨证者。如对下行之血，以便前便后分远近，以溅洒点滴分风湿，以鲜紫清晦分阴阳。"其下行之血，见于魄门者，则以便前便后分远近。近则大肠，远则小肠也。以溅洒点滴分风湿，溅则风淫，滴则湿著也。以鲜紫清晦分阴阳，鲜则阳盛，晦则阳衰也。"

张氏还结合色诊（面色）和脉诊，诊断是衄血还是下血还是吐血。尤其强调以脉候出血为无阳还是无阴。如血脱之面色无华，可以脉候其阴阳。"若但见沉弦，轻取绝无者，是无阳也。无阳知血之上脱。若止见浮弱，重按绝无者，是无阴也。无阴知血之下脱。"

5. 治则治法

（1）治血证，须按心、脾、肝三经用药

心主血，脾裹血，肝藏血，张璐重视心、脾、肝三脏在血证中的作用。其治疗血证，主张按心、脾、肝三经用药，并常用归脾汤加减治疗，认为"归脾汤一方，三经之药也"。方中"远志、枣仁，补肝以生心火；茯神补心以生脾土；参、芪、甘草补脾以固肺气。木香者，香先入脾，总欲使血归于脾，故曰归脾"。可见出血之疾与此三者关系最为密切，而归脾汤补肝、补

4

心、补脾、固肺，故为治血证所常用之方。

（2）重视脾肾，崇尚温补

张璐有感于"世之名于医者，一见血证，每以寒凉济阴为务……在阴不济阳而上溢者尚为戈戟，况阳不统阴而亡脱者，尤为砒鸩"，认为"血气喜温而恶寒"，反对不辨虚实寒热之证，一味用苦寒之药克伐损伤脾土。故在其许多医案中，体现了以温补脾土为主的治法。如张氏认为通过健脾之阳，可达一举三得之效，如《张氏医通·诸血门》："一者脾中之阳气旺，而龙雷之火潜伏也；一者脾中之阳气旺，而胸中窒塞，如太空不留纤翳也；一者脾中之阳气旺，而饮食运化精微，复生其已竭之血也"。可见张氏对脾阳在治疗血相关病变中发挥的重要作用有深刻体会。

张氏注重脾阳的思想体现在治疗用药中，如临证多以温健脾阳为主，用药偏于温补。如脾胃虚寒，不能统血，失其营运而失血者，用黄土汤温之，或用柏叶、干姜等分，加艾少许，入童便服之，或用大剂理中汤温之。如积劳伤脾，中气受损，出血不止者，治以补中益气汤倍黄芪、当归，如不效，用归脾汤加童便、藕节治之。如诸失血气脱者，用浓煎独参汤加橘皮，益气固脱以固其急，随后用玉屑膏（人参、黄芪、白莱菔）补之以缓。如血渴者，可用十全大补汤或生脉散加黄芪、葛根、枇杷叶治之。

（3）辨证灵活，主张临证处裁

张璐虽注重温补，但治疗时又不拘泥于此，主张根据人体禀赋阴阳偏盛，灵活掌握治疗方法，指出"证有虚中挟实，治有补中寓泻，从少从多之活法，贵乎临证处裁"。如其用导赤散清热凉血治一徽商溲血案，用脾肺气血并补法治一中年人吐血案等，均可从中看出张璐以寒治热、以热治寒、当清则清、当补则补的辨证论治思想。

以其治衄血为例，可看出张璐因证的变化而灵活变通的精神。如"衄血脉浮大数者，为邪伏于经，宜发汗；大而虚者，为脾虚不能统摄，宜补气；小而数者，为阴虚火乘，宜摄火；弦涩为有瘀积，宜行滞"。若证属实热之便秘，脉实大，可用犀角地黄汤加木香、大黄治之；若证为心火亢盛，见六脉俱大，按之空虚，心动面赤，善惊上热者，可用三黄补血汤（四物汤加生地黄、黄芪、升麻、柴胡、牡丹皮）治之；若因瘀积停留，衄血不尽，大便黑色者，可用犀角地黄汤；若衄血过多，服犀角地黄汤不止者，证属内虚寒外假热，宜千金当归汤（当归、炮干姜、芍药、阿胶、黄芩）标本兼治；若大衄不止，面浮肿，可用苏子降气汤（肉桂为关键）治之；若证属大寒，色白不泽，六脉弦细而涩，按之空虚者，可用理中汤加黄芪；若误用凉血药，致瘀热内结，胸中作痛者，可用木香酒磨顿服；若衄血因于七情喜怒，劳役过度者，宜用茅花煎汤调止衄散（黄芪、当归、茯苓、白芍药、地黄、阿胶）服之，或四物汤加牡丹皮、沉香等治之；若衄血因内伤劳役，喘咳面赤，发热头痛，以当归补血汤加薄荷、荆芥，如果效不佳，可用补中益气汤倍黄芪治之，千万不可用辛热之品干预；若证属卫气大虚，不能固其营血，而至夜发衄，多汗者，可用当归补血汤，或加木香，或用大剂保元汤（黄芪、人参、甘草）治之；若久衄不止，热在下焦血分，可用六味地黄丸加五味子治疗。此种建立在辨证论治基础上的临证化裁，不拘于执偏的思想值得我们学习。

补气生血，气盛血充。张璐重视气与血的关系，在治疗血虚之证时遵循补气生血之法，认为"气阳而血阴，阴从阳，血从气"，"气补之则易充，血补养难收速效"。故以补气为主，即使不用补血之法，血亦可随气之盛而盛。提示我们治疗血虚之证宜以气生血，通过补气之法达到补血之目的。

养阴降气，火降血止。在出血的治疗中，张璐指出肾阴不足，虚热迫血而出之溲血，宜治以壮水之主以制阳光之法，如

《张氏医通·诸血门·溲血》："多欲之人，肾阴亏损，下焦结热，血随溺出，脉必洪数无力。治当壮水以制阳光，六味加生牛膝。"

针对血随气上之出血，张璐指出可通过养阴补水之法以降气降火，气顺气降则血不上逆，即通过养阴降气而达火降血止之目的，并给出相关治疗方药。如《张氏医通·诸血门·吐血》："气有余便是火，血随气上，补水则火自降，顺气则血不逆。阿胶、牛膝、丹皮，补水之药也；苏子、橘红、沉香，顺气之药也。"

行气与活血同施，瘀散痛止。张璐在治疗瘀血所致疼痛时，考虑到瘀血内阻可导致气机阻滞，常在活血化瘀时加入行气之品，如《张氏医通》四乌汤由乌药、香附等配伍当归、川芎，治疗血中气滞，小腹急痛等症；散血消肿汤以乌药、木香、紫苏、砂仁等配伍归尾、五灵脂、川芎、莪术，主治血胀；醋煎散以香附、乌药等配伍三棱、莪术、赤芍，主治经行少腹结痛；香壳散以香附、枳壳、炒青皮、陈皮、乌药等配伍归尾、赤芍、莪术、红花，主治蓄血暴起，胸胁小腹作痛等症。

泻热与活血相配，毒清血行。张璐注重在祛瘀的同时给邪以出路，如在治疗火毒致瘀的疾病中，常在活血化瘀药中加入大黄。大黄既可泻热攻下，又可加强活血作用。如《张氏医通》以当归、川芎、赤芍配伍大黄主治口舌生疮，牙根毒发，大便秘结；大黄当归散以红花、苏木、当归等配伍大黄治疗眼胞壅肿，瘀血凝滞不散等证。

6. 治疗注意

张璐重视缪希雍"治吐血三法"，宜行血不宜止血，宜补肝不宜伐肝，宜降气不宜降火，指出若行血则使血循经络，不止血而血自止；补肝则使血有所归；降气则火降，血亦随气降而无上溢之患。反之，若仅止血则可使血凝，致病更顽固或加重出血；

若伐肝则使肝虚而不能藏血，致血愈不止；若降火则用寒凉而伤胃气，使脾不统血而血愈不能归经。再次提醒世人要因病因证辨证施治，不可想当然而疗疾却病。

血崩腹痛，无瘀禁通。张璐指出，血崩甚而腹痛，多为血虚不荣之腹痛，宜治以止崩之法，使血住而痛止，不可一概疑为恶血未尽而用活血化瘀等通之之法致病情加重。血崩之腹痛乃血失濡养而致，而非血瘀所致之不通则痛，宜以止崩为急，血止则可发挥荣养之职而致不痛。此说对临床出血所致疼痛的施治有一定指导作用。

治血不可过用寒凉。张璐批评一些医家一见出血之疾，便认为血遇凉则止而以寒凉济阴为务。此法虽可一时取效，但可致出血反复发作。如此屡用寒凉止血之品，可使已虚之阳气更衰，而致病变更为复杂。故其提出"血气喜温而恶寒，寒则泣不能流，温则消而去之，此轩岐密旨"。强调出血不可过用寒凉之品，使血凝阳衰，加重病情。

同样，张璐在治疗出血之疾病，当血色晦暗不鲜时，指出"无论上吐下失，俱当用温热之剂，切禁寒凉，否则致衃血血水，预后不良"。此确为经验之谈。

出血有瘀，不可骤壅，不可耗气。对既有出血又兼瘀血之治，张璐指出不可骤壅，不可耗气。如膈膜处破裂之出血，伤处若有瘀血，不可急以止血，否则可使气血骤壅而有碍瘀血消散。亦不可用耗气之品使气虚失摄而导致出血加重。此时宜"瘀积荡尽，缓缓清理，徐徐调补"，反映出张璐临证经验之丰富。

吐血急重，不可骤止，不宜峻攻。张璐认为，出血过多，如吐血，若一吐则倾盆盈碗，治疗时不可骤止，亦不宜峻剂攻之。若急治以止血，可致血液凝涩，血不循经加重，出血会更多。若使用峻攻之品，只会使已虚之气更虚而失统摄之权，于止血无益。而应通过清理胃气，使血安而血止。

8

7. 预后

以血出之脏断预后。张璐指出，可根据出血之脏来断疾病之预后，如吐出便凝而摸之不粘指者，为守藏之血，见之预后不良。出于肾者，血虽不多，色虽不鲜，但最病情较重。出于胃者，"不若藏血之笃"，但胃为五脏之本，亦不可忽视。

以误治为坏病是否见眼衄断预后。张璐指出眼衄的出现可作为判断预后的指标。眼衄为血从目出，若为暴病发热而见眼衄者，治以栀子豉汤加减可愈；若为误治成坏病而见眼衄者，预后不良。如《张氏医通·诸血门·衄血》："血从目出，乃积热伤肝，或误药扰动阴血所致。暴病发热见此，栀子豉汤加犀角、秦皮、丹皮、赤芍。误药成坏病见之，虽用独参、保元、生料六味，皆不可救。"

出血之证以脉断预后。张璐指出："失血，脉微弱细小而和缓者易治。吐血咳逆上气，其脉数而有热，不得卧者死；血虽止而脉大不减，或虽小而弦细数疾，或弦硬不和，慎勿轻许可治；亦有他部柔和而左手关尺弦强者，为阴虚火旺，最为危兆，其变有三，一则阴火引血复上而暴脱，一则虚阳发露而发热，一则火上逼肺而喘咳，此终不救。衄血脉数实或坚劲，或急疾不调，难治；洪数实大弦急不治。呕血胸满引背，脉小而疾；衄血身热，久衄脉虚大，头额痛甚，鼻流淡黄水；溲血日久，形枯色痿，癃闭如淋，二便引痛，喘急虚眩，行步不能，均预后不良。"张璐对出血病变预后的判断方法于临床有重大的指导意义。

综上所述，可以看出，张璐善于根据血证的病因病机、出血部位及特征，结合脏腑的生理病理特点，辨证用方，灵活化裁。临证以温补脾阳为主，用药偏于温补，反对滥用寒凉或专用人参，但亦反对偏执一端，治病不舍寒凉，值得后世师法。

三、原文精选

1. 血病变

《张氏医通·诸血门·齿衄》："血从齿缝中或齿龈中出者，曰齿衄，又谓牙宣。有风壅、有肾虚、有胃火。风壅者，或齿龈微肿，或牵引作痛，消风散加犀角、连翘，外擦青盐、藁本末。肾虚者，口不臭，齿浮动，齿缝中点滴而出，若隐隐作痛者，虚风袭入肾经，肾主骨，齿乃骨之余也，宜盐汤下小安肾丸；不痛，肾虚而有火也，六味丸加骨碎补，外用青盐炒香附末擦之。胃热者，牙疼而龈间出血如涌，齿不动摇，其人必好饮，或多啖炙煿所致，口臭不可近，宜清胃散，甚者服调胃承气汤。"

《张氏医通·诸血门·衄血》："衄者，血从经络中渗出而行于清道也。伤寒衄血，责热在表，有麻黄、越婢等法。杂病衄血，责热在里，经络热甚，阳气壅重，迫血妄行而出于鼻，从无发散之理。若因七情喜怒，劳役过伤而致者，无论是何经络，并宜茅花煎汤，调止衄散。或四物加犀角、丹皮、沉香。六脉弦细而涩，按之空虚，色白不泽者，脱血也，此大寒证，理中汤加黄芪。六脉俱大，按之空虚，心动面赤，善惊上热，乃手少阴心火旺，而上熏于肺脉也，三黄补血汤。实热衄血，脉实大，便秘者，犀角地黄汤加木香、大黄。衄血过多，屡服犀角地黄汤不止，此内虚寒而外假热也，千金当归汤，兼标本而治之。若至夜发，此因多汗，卫气大虚，不能固其营血也，当归补血汤，不效，加木香，更不效，必是血虚火旺，大剂保元汤。若误用凉血药，致瘀热内结，胸中作痛者，一味木香酒磨，顿服钱许立效。内伤劳役之人，喘嗽面赤，发热头痛而衄，此肺经气虚，失护卫之职，致心包火炎，经脉热甚，故行清道，当归补血汤加薄荷、荆芥。不应，补中益气倍黄芪，慎不可用辛热之药。兼有风寒，小建中加葱、豉。清道闭塞，流入胃脘，吐出清血，或衄血不尽，瘀积停留，致面目痿黄，大便黑色者，犀角地黄汤。颠扑而衄不止，小乌沉汤调黑神散。伏暑而衄，五苓散加茅花。久衄不止，热在下焦血分，六味丸加五味子作汤。不效，加童便。有先因衄血，衄止而变生诸证，或寒热间作，或喘急无寐，病状不一，渐成劳瘵，当于虚损诸证详之。曾病衄，后血因旧路，或一月三四衄，又有洗面即衄，日以为常，并宜止衄散，茅花煎汤调下。大衄不止，面浮肿者，苏子降气汤，使血随气下，得力全在肉桂一味。……盖血无气引，则血不归经也。有头风才发，则衄不止，用童便浸川芎一两，童便制香附二两，炙甘草半两，共为末，每服三钱，清茶调下，间用搐鼻法。"

《张氏医通·诸血门·诸见血证》："其衄血种种，各有所从，不独出于鼻者为衄也。鼻衄皆火乘肺金，亦有阴盛迫其虚阳而脱者。虽经有脏腑诸衄不同，然不离手太阴之经。所以治有从阴从阳，顺治逆治之辨别。证有久衄暴衄，宜补宜泻之悬殊。其齿衄，有阳明少阴及风热之辨。但从板齿出者为牙宣，属阳明。齿动摇者为骨病，属少阴。龈肿上壅者，少阳风热也。耳衄则有肝肾二经之殊，但以常有不多不肿不疼者，为少阴之虚。暴出疼肿者，则厥阴经火也。眼衄亦属厥阴，但以卒视无所见者为实火。常流血泪者，素患之风热也。其有诸窍一齐涌出，多缘颠扑骤伤，或药毒所致。若因肝肾疲极，五脏内崩，多不可活。舌衄皆手厥阴心包之火旺，但以舌尖破碎者为虚火。脉大满口者，挟龙雷之势而上侮君主也。涎中见血为唾衄，足太阴经气不约也。汗孔有血为肌衄，足阳明经气不固也。如上诸衄，皆缘营气之逆满，卫气之疏豁，不能固护而行清道，总无关乎脏气也。"

《张氏医通·诸血门·衄血》："血从目出，乃积热伤肝，或误药扰动阴血所致。暴病发热见此，栀子豉汤加犀角、秦皮、丹皮、赤芍。误药成坏病见之，虽用独参、保元、生料六味，皆不可救。"

《张氏医通·绪血门·耳衄》："耳中出血为耳衄,两关弦数。饮酒多怒人属肝火,柴胡清肝散。尺脉弱或躁,属阴虚,生料六味丸加五味子,作汤,另用肉桂末三钱,糊分三丸,用煎藁调下。辅入喉,其血顿止。少顷,口鼻去血块数枚而愈。自此数年之患再不复发。"

《张氏医通·诸血门·齿衄》："血从齿缝中或从齿龈中出者,曰齿衄,又谓牙宣。有风壅,有肾虚,有胃火。风壅者,或齿龈微肿,或牵引作痛,消风散加犀角、连翘,外擦青盐、藁本末。肾虚者,口不臭,齿浮动,齿缝中点滴而出,若隐隐作痛者,虚风袭入肾经。肾主骨,齿乃骨之余也,宜盐汤下小安肾丸。不痛,肾虚而有火也,六味丸加骨碎补,外用青盐炒香附末擦之。胃热者,牙疼而龈间出血如涌,齿不动摇,其人必好饮,或多啖炙煿所致,口臭不可近,宜清胃散,甚者服调胃承气汤。"

《张氏医通·诸血门》："血从毛孔出者为肌衄。脉数,当归补血汤。脉浮,黄芪建中汤。脉弱,保元汤。脉盛,当归六黄汤。"

《张氏医通·妇人门上·经候》："妇人血崩而心痛甚,名曰失血心痛。心主血,心脾血虚,无以荣养,故痛如刀刺,崩甚则痛甚,崩缓则痛缓。若小产去血过多而心痛甚者亦然。若小腹喜按而下淡色血水,为阴血耗散。先用乌贼骨炒为末,醋汤调下收敛之,次与补中益气汤升举之。若小腹中有块而按之作痛,血色红紫,中有结块,为瘀血不散,先用失笑散,后与十全大补峻补之。若心脾血弱,或郁结伤血,用归脾汤调补之。"

《张氏医通·妇人门上》："经水阴血也,属冲任二脉,上为乳汁,下为血水,其为患,有因脾盛不能生血,或郁结伤脾而血损者;有因胃火而血烁者;有因劳伤心神而血耗者;有因积怒伤肝而血闭者;有因肾水不能生肝而血少者;有因肺气虚伤,不能统血而经不行者。"

《张氏医通·诸血门·吐血》："吐血发渴，名曰血渴，十全大补汤，或生脉散加黄芪、煨葛根、枇杷叶。量胃气虚实用之。"

2. 临床表现

《张氏医通·妇人门上·经候》："瘦弱而不能受孕，于宫无血，精气不聚故也，十全大补之类。"

《张氏医通·妇人门上·经候》："妇人血崩而心痛甚，名曰失血心痛。心主血，心脾血虚，无以荣养，故痛如刀刺，崩甚则痛甚，崩缓则痛缓。若小产去血过多而心痛甚者亦然。若小腹喜按，下淡色血水，为阴血耗散。先用乌贼骨炒为末，醋汤调下收敛之，次与补中益气汤升举之。若小腹中有块而按之作痛，血色红紫，中有结块，为瘀血不散，先用失笑散，后与十全大补峻补之。若心脾血弱，或郁结伤血，用归脾汤调补之。"

《张氏医通·妇人门上·经候》："血崩甚而腹痛，人多疑恶血未尽，及见血色瘀晦，愈信恶血之说，不敢便止。大凡血之为患，欲出未出之际，停在腹中，即成瘀色，未必尽为瘀热，又易知瘀之不为虚冷乎。若必待瘀血净后止之，恐并其人而不存矣。且腹痛更有说，积而腹痛，血通则痛止，崩而腹痛，血住则痛止。"

3. 病因病机

《张氏医通·诸血门·诸见血证》："盖缘人之禀赋，不无偏胜，劳役不无偏伤，其血则从偏衰偏伤之处而渗漏焉。夫人禀赋既偏，则水谷多从偏胜之气化，而胜者愈胜，弱者愈弱。阳胜则阴衰，阴衰则火旺，火旺则血随之而上溢。阴胜则阳微，阳微则火衰，火衰则火失其统而下脱。其上溢之血，非一于火盛也。下脱之血，非一于阳衰也。但以色之鲜紫浓厚则为火盛，色之晦淡无光即为阳衰。"

《张氏医通·诸血门·吐血》："呕血者，血从腹胁而上，大呕而出，乃肝火内旺，鼓激胃中之血上涌，犹龙奋于泽而波涛为之沸腾也。呕血证治有三：一属暴怒火逆伤肝，其证胸胁痛甚则厥逆，柴胡疏肝散加酒大黄。一属极劳奔驰伤肝，其证遍身疼痛，或时发热，犀角地黄汤加当归、肉桂、桃仁泥。一属竭力房劳伤肝，其证面亦足冷，烦躁口渴，生脉散合加减八味丸，阳衰不能内守而呕者，异功散研服八味丸。然不戒房室思虑劳役，终不救也。房室劳惫，气竭伤肝而有干血者，四乌鲗骨一藘茹丸，兼童便、藕汁之类。"

《张氏医通·诸血门》："衄血脉浮大数者，为邪伏于经，宜发汗。大而虚者，为脾虚不能统摄，宜补气。小而数者，为阳虚火乘，宜摄火。弦涩为有瘀积，宜行滞。"

《张氏医通·妇人门上·经候》："气畅而血从，则百脉流动，以候天癸。苟有邪以阻之，则血不从其气，而自陷于血海。血海者，肾主之。肾者，寒水也，其色黑，是以漏下黑矣。犹《内经》所谓结阴下血也。"

《张氏医通·诸血门·吐血》："《原病式》云：血溢者，上出也。心主血，热甚则血随火而妄行，或谓呕吐紫凝血为寒者，误也。此非冷凝，由热甚销烁而为稠浊，热甚则水化制之，故赤兼黑而为紫也，泻心汤。盖火性急速，故致溢脱，从未见有属阴寒者耳。"

《张氏医通·诸血门·溲血》："经云：胞移热于膀胱，则癃溺血。可知溺血之由，无不本诸热者。"

《张氏医通·诸血门·蓄血》："夫人饮食起居，一失其节，皆能使血瘀滞不行也。"

《张氏医通·诸血门·吐血》："咯血者，不嗽而喉中咯出小块或血点是也。其证最重，而势甚微，常咯两三口即止。盖缘房

14

劳伤肾，阴火载血而上，亦有兼痰而出者，肾虚水泛为痰也。阴虚多火，黑瘦之人，最忌犯此。初起宜紫菀、麦冬、茯苓、枣仁、山药、白芍、丹皮、童便，以清手足少阳厥阴诸经游散之火，后以六味丸加牛膝，滋补肾阴，以安其血，慎不可用攻血药也。"

《张氏医通·婴儿门下·气血虚实论》："气过热则泡，血过热则斑，气不及则顶陷不起，血不及则浆毒不附。凡痘色淡白，顶不坚实，不碍手，不起胀，皆属气虚。"

《张氏医通·诸血门·诸见血证》："与肠澼之血、痔漏之血、妇人经癸胎产之血无异。虽由二肠，颇关经络。是以随经下趋，各有不同。至于崩淋下脱，倒经上溢，虽下上之歧路攸分，然皆冲脉为病。而崩淋皆脾气下陷，倒经则肝血上逆。以脾为身之津梁，冲为肝之血海，是皆关乎脏气。更有肝脾受伤，血虽不下，而气色痿黄，大便稠黑，乃蓄血之征验。为患种种，难以悉陈。如内伤发黄，鼓胀喘满，腹大青筋，及产后败血流于经络，皆蓄血致病。但证有虚中挟实，治有补中寓泻，从少从多之活法。"

4. 诊法

《张氏医通·诸血门·诸见血证》："其下行之血，见于魄门者，则以便前便后分远近。近则大肠，远则小肠也。以溅洒点滴分风湿，溅则风淫，滴则湿著也。以鲜紫清晦分阴阳，鲜则阳盛，晦则阳衰也。"

《张氏医通·诸血门》："血从毛孔出者为肌衄。脉数，当归补血汤。脉浮，黄芪建中汤。脉弱，保元汤。脉盛，当归六黄汤。"

《张氏医通·诸血门·诸见血证》："病人面无色，无寒热，脉沉弦者衄。浮弱手按之绝者下血。烦渴者必吐血。面者，血之华，血统则华鲜。若有寒热，为伤其血而致。今无寒热，则是因血脱而然矣。夫脉浮以候阳，沉以候阴，若但见沉弦，轻取绝无者，是无阳也，无阳知血之上脱。若止见浮弱，重按绝无者，是无阴也，无阴知血之下脱。而烦渴呕血者，以火气扰乱则神烦，火动于膈则咳逆，咳则涌血而上越也。然则沉之无浮，浮之无沉，何便见为脱血乎？以其面无血色而脉弦弱也。"

《张氏医通·诸血门·诸见血证》："男子面色薄者，主渴及亡血。卒喘悸，脉虚者，里虚也。心主血，心虚则脉虚。上句以面色薄，而主心血不荣于外。下句以喘悸脉浮，而主心气不充于里，皆由心神耗散，血亡津伤所致也。"

《张氏医通·诸血门·诸见血证》："阳胜则阴衰，阴衰则火旺，火旺则血随之而上溢。阴胜则阳微，阳微则火衰，火衰则火失其统而下脱。其上溢之血，非一于火盛也。下脱之血，非一于阳衰也。但以色之鲜紫浓厚则为火盛，色之晦淡无光即为阳衰。"

《张氏医通·诸血门·诸见血证》："究其所脱之源，或缘脏气之逆，或缘腑气之乖，皆能致病。后上溢者，势必假道肺胃。从下脱者，势必由于二肠及从膀胱下达耳。盖出于肺者，或缘龙雷亢逆，或缘咳逆上奔，血必从之上溢。多带痰沫及粉红色者，其出于心包，亦必上溢，色必正赤如朱漆光泽。若吐出便凝，摸之不粘指者，为守藏之血，见之必死。出于脾者，或从胃脘上溢，或从小肠下脱，亦必鲜紫浓厚，但不若心包血之光泽也。出于肝者，或从上呕，或从下脱，血必青紫稠浓，或带血缕，或有结块。出于肾者，或从咳逆，或从咯吐，或稀痰中杂出如珠。血虽无几，色虽不鲜，其患最剧。间有从精窍而出者。若气化受伤，则从膀胱溺孔而出。总皆关乎脏气也。其出于胃者，多兼水液痰涎，吐则成盘成盏，汪洋满地。以其多气多血，虽药力易到，不若脏血之笃。然为五脏之本，亦不可忽。"

5. 诊断

《张氏医通·诸血门·溲血》："痛属火盛，则谓之血淋；不痛属虚，谓之溲血，二者不可不辨。"

6. 治则治法

《张氏医通·诸血门·诸见血证》："凡治血证前后调理，须按心脾肝三经用药。心主血，脾裹血，肝藏血。归脾汤一方，三经之药也。远志、枣仁补肝以生心火。茯神补心以生脾土。参、芪、甘草补脾以固肺气。木香者，香先入脾，总欲使血归于脾，故曰归脾。"

《张氏医通·婴儿门下·气血虚实论》："夫气有生血之功，血无益气之理。故气不可亏，亏则阳位不及，而痘之圆晕之形不成。血不可盈，盈则阴乘阳位，而痘之倒餍之祸立至。是以治虚证，必当补气为先。盖气有神而无形，补之则易充；血有形而无神，补养难收速效。况气阳而血阴，阴从阳，血从气，理也。故补气不补血，使气盛而充，血亦随之而盛矣。"

《张氏医通·诸血门·吐血》："气有余便是火，血随气上，补水则火自降，顺气则血不逆。阿胶、牛膝、丹皮，补水之药也。苏子、橘红、沉香，顺气之药也。"

《张氏医通·诸血门·溲血》："多欲之人，肾阴亏损。下焦结热，血随溺出，脉必洪数无力。治当壮水以制阳光，六味加生牛膝。"

《张氏医通·诸血门·吐血》："诸失血后，倦怠昏愦，面失色，懒于言语，浓煎独参汤加橘皮，所谓血脱益气也。"

《张氏医通·诸血门·吐血》："缪仲淳曰：吐血有三诀，宜行血，不宜止血。血不循经络者，气逆上壅也，行血则循经络，不止自止，止之则血凝，血凝则发热恶食，病日痼矣。宜补肝，不宜伐肝。经曰：五脏者，藏精气而不泻者也。肝主藏血，吐血者，肝失其职也，养肝则肝气平而血有所归。伐肝则肝虚不能藏血，血愈不止矣。宜降气，不宜降火。气有余便是火，气降则火降，火降则气不上升，血随气行，无溢出上窍之患矣；降火必用寒凉之剂，反伤胃气，胃气伤，则脾不能统血，血愈不能归经矣。"

《张氏医通·诸血门》："衄血脉浮大数者，为邪伏于经，宜发汗。大而虚者，为脾虚不能统摄，宜补气。小而数者，为阴虚火乘，宜摄火。弦涩为有瘀积，宜行滞。"

《张氏医通·诸血门·吐血》："胃中热甚，迫血妄行，犀角地黄汤加大黄灰、木香、桃仁。"

7. 治疗注意

《张氏医通·妇人门上·经候》："血崩甚而腹痛，人多疑恶血未尽，及见血色瘀晦，愈信恶血之说，不敢便止。大凡血之为患，欲出未出之际，停在腹中，即成瘀色，未必尽为瘀热，又易知瘀之不为虚冷乎？若必待瘀血净后止之，恐并其人而不存矣。且腹痛更有说，积而腹痛，血通则痛止，崩而腹痛，血住则痛止。"

《张氏医通·诸血门·吐血》："刘默生曰：吐血一证，人惟知气逆血溢，火升血泛，不知血在藏府，另有膈膜隔定，其血不能渗溢。夫膈膜者，极薄极脆，凡有所伤则破，破则血溢于上矣。故有阳络伤则血上溢，阴络伤则血下渗。已伤之膜，若有复伤，其吐必多，膈膜虽伤，伤处有瘀血凝定，血来则缓。若阴火骤冲破瘀积之血，血来如潮之上涌，自觉沥沥有声，彼时喘息不定，面赤如醉，烦躁不宁，心神昏乱，一皆龙雷之势，脉亦急疾难凭，少顷火退神清，面白气平，血亦渐止，方可诊切。用药须乘此时，瘀积荡尽，缓缓清理，徐徐调补，然不可骤壅，亦不可用耗气之药，悉知此义，治血有本矣。"

《张氏医通·诸血门·诸见血证》："大抵血气喜温而恶寒，

寒则泣不能流，温则消而去之，此轩岐密旨。但世之名于医者，一见血证，每以寒凉济阴为务。其始非不应手，而取效于一时，屡发屡折，而既病之虚阳愈衰，必致呕逆喘乏，夺食泄泻。"

《张氏医通·诸血门·吐血》："妇人倒经，血溢于上，蒸热咳嗽不除，及男子精未充而御女，而成虚劳失血，并宜乌骨鸡丸、巽顺丸选用。若血色晦淡不鲜，无论上吐下失，俱当用温热之剂，如甘草干姜温理中气，切禁寒凉，若致衄血血水，难已。"

《张氏医通·诸血门·吐血》："今之疗吐血者，大患有二，一则专用寒凉之味，如芩、连、山栀、四物、知、柏之类。往往伤脾作泻，以致不救。一则专用人参，肺热还伤肺，咳嗽愈甚。亦有用参而愈者，此是气虚喘嗽，气属阳，不由阴虚火炽所致，然亦百中一二也。"

《张氏医通·诸血门·吐血》："吐血者，一吐则倾盆盈碗，或鲜散中兼紫黑大块，吐后不即凝结。盖吐血出于胃，胃为水谷之海，多气多血，所以吐多而不即凝，以中杂水谷之气也，皆劳力内伤中气而得，亦有醉饱接内而致者。治法，不可骤止，止则使败血留积，为瘀血之根，不时举发，为害非轻。亦不宜峻攻，复伤其血，只宜清理胃气以安其血，如犀角地黄汤，随证加桃仁、茜根、橘红、木香、大黄、童便之属。吐久不止，内虚寒而外假热，千金当归汤，不应，用十灰散遏之。若血色瘀晦如污泥，为阳不制阴，宜花蕊石散温以散之。"

《张氏医通·诸血门·吐血》："缪仲淳曰，吐血有三诀。宜行血，不宜止血，血不循经络者，气逆上壅也，行血则循经络，不止自止，止之则血凝，血凝则发热恶食，病日痼矣。宜补肝，不宜伐肝。经曰：五脏者，藏精气而不泻者也。肝主藏血，吐血者，肝失其职也，养肝则肝气平而血有所归，伐肝则肝虚不能藏血，血愈不止矣。宜降气，不宜降火，气有余便是火，气降则火降，火降则气不上升，血随气行，无溢出上窍之患矣；降火必用寒凉之剂，反伤胃气，胃气伤，则脾不能统血，血愈不能归经矣。"

8. 预后

《张氏医通·诸血门·诸见血证》："究其所脱之源，或缘脏气之逆，或缘腑气之乖，皆能致病。后上溢者，势必假道肺胃。从下脱者，势必由于二肠及从膀胱下达耳。盖出于肺者，或缘龙雷亢逆，或缘咳逆上奔，血必从之上溢，多带痰沫及粉红色者。其出于心包，亦必上溢，色必正赤如朱漆光泽。若吐出便凝，摸之不粘指者，为守藏之血，见之必死。出于脾者，或从胃脘上溢，或从小肠下脱，亦必鲜紫浓厚，但不若心包血之光泽也。出于肝者，或从上呕，或从下脱，血必青紫稠浓，或带血缕，或有结块。出于肾者，或从咳逆，或从咯吐，或稀痰中杂出如珠。血虽无几，色虽不鲜，其患最剧。间有从精窍而出者。若气化受伤，则从膀胱溺孔而出。总皆关乎脏气也。其出于胃者，多兼水液痰涎，吐则成盘成盏，汪洋满地。以其多气多血，虽药力易到，不若脏血之笃。然为五脏之本，亦不可忽。"

《张氏医通·诸血门》："凡衄血之脉，数实或坚劲，或急疾不调，皆难治。久衄脉虚大，头额痛甚，鼻流淡黄水者死。"

《张氏医通·诸血门》："咳血者，因咳嗽而见血，或干咳，或痰中见红丝血点一两口，气急喘促，此虽肺体自燥，亦为火逆，咳伤血膜而血随痰出也。其脉微弱平缓，易治。弦数急实，气促声嘶，咽痛者不治。得此证者，若能静养，庶有生理，治宜六味丸加门冬、五味，清金壮水为主，略兼阿胶、贝母、百合、款冬、紫菀润肺止咳之剂。"

《张氏医通·诸血门·吐血》："吐血，脉以微细为顺，洪大为逆。血若暴涌如潮，喉中汩汩不止，脉见虚大，此火势未敛，不可便与汤药，急以热童便，或藕汁灌之。俟半日许，脉势稍

20

缓，可进调养之剂。倘寸关虽弱而尺中微弦，为阴虚，以防午后阴火上升，上午宜服独参、保元以统其血，午后与六味丸加童便、牛膝以济其阴。服后脉渐调和，饮食渐进，肢体轻捷，面色不赤，足膝不冷，身不灼热，额无冷汗，溲便如常，虽有紫黑血块，时欲咯出而无鲜血上行，方许可治。血虽止而脉大不减，或虽小而弦细数疾，或弦硬不和，慎勿轻许可治。亦有他部柔和而左手关尺弦强者，为阴虚火旺，最为危兆。其变有三：一则阴火引血复上而暴脱，一则虚阳发露而发热，一则火上逼肺而喘咳，此终不救。"

《张氏医通·诸血门·吐血》："（吐血）若血色如朱，光亮如漆，吐出即干，以指甲剔之成片而起者，虽能食不倦，后必暴脱而死。若血中见似肉似肺，如烂鱼肠，此胃中脂膜为邪火所烁，凝结而成，方书皆谓必死。然吐后凝结既去，而不发热，能进饮食，令服小剂异功、保元，大剂六味、都气，多有得生者，不可尽委之于无救也。"

《张氏医通·诸血门·衄血》："血从目出，乃积热伤肝，或误药扰动阴血所致。暴病发热见此，栀子豉汤加犀角、秦皮、丹皮、赤芍。误药成坏病见之，虽用独参、保元、生料六味，皆不可救。"

四、医案

《张氏医通·蓄血》："李士材治张鸣之，吐血两年，面色痿黄，潮热咳嗽，膈有微痛，脉数而沉且搏，其痛不可按，而甚于夜分。是坚血蓄积，非大下之不可。又以久病未敢峻攻，用郁金、降真、归、地、山甲、蓬术、人参。下血如漆者数次，而痛减。月余复痛，此病重而药轻也。乃以大黄、干漆、蓬术、郁金、山甲、肉桂、归尾、桃仁、虻虫为丸，每日服参、芪之剂，午后服丸药钱许。十日，血积大下，数次而安。"

《张氏医通·蓄血》：“卢不远治来熙庵廉宪乃侄，身体丰硕，伤寒已二十八日，人事不省，不能言语，手足扬掷，腹胀如鼓而热烙手，目赤气粗，齿槁舌黑。参、附、石膏、消、黄、芩、连，无不遍服，诸名公已言旋矣。诊之，脉浊鼓指，用大黄一两，佐以血药一剂，下黑臭血一二斗，少苏。四剂始清。夫治病用药，譬之饮酒，沧海之量，与之涓滴，则喉唇转燥矣。顾若大躯体，病邪甚深，不十倍其药，何能克效哉。”

《张氏医通·吐血》：“又诊一人，年二十余，形瘦色脆，病咳血。医用滋阴降火清燥之药，延及三年不减。又一医用参苏饮去人参，服之病益剧。延汪诊之。脉虽五至而细，其证皆逆不可治也。或曰，五至平和之脉，何不可治。汪曰：五脏已衰，六腑已竭。九候虽调，犹死也。视其形证，皆属死候。经曰：肉脱热甚死，嗽而下泄上喘者死。嗽而左不得眠肝胀，右不得眠肺胀，俱为死证。今皆犯之。虽能饮食，不为肌肤，去死近矣。越五日，果死。凡患虚劳，犯前数证，又或嗽而声哑，喉痛不能药食，或嗽而肛门发瘘者，皆在不救，医者不可不知。”

《张氏医通·吐血》：“喻嘉言治一人，素有失血病，晨起陡暴一口，倾血一盆，喉间气壅，神思飘荡，壮热如蒸，颈筋粗劲。诊其脉尺中甚乱，曰：此昨晚大犯房劳也。因出验血色，如太阳之红。再至寝所谓曰：少阴之脉系舌本，少阴者肾也，今肾家之血，汹涌而出，舌本已硬，无法可以救急。不得已用丸药一服，镇安元气。若得气转丹田，尚可缓图。因浓煎人参汤下黑锡丹三十粒，喉间汩汩有声。渐入少腹，顷之舌柔能言但声不出。急用润下之剂以继前药。遂与阿胶一两溶化，分三次热服，半日服尽。身热渐退，颈筋渐消。进粥，与补肾药，多加秋石。服之遂愈。”

第二章　高世栻

一、医家小史

高世栻（1644～1711），字士宗，钱塘（今浙江杭州）人，清代医学家。著有《素问直解》《医学真传》，此两部书是其与弟子论学之辑录。其著之书还有《灵枢直解》《金匮集注》诸书，未见传世。高氏对世医只阅方书，不明经论之弊端颇有看法，"慨世之医，昧圣贤经论之本源"，故深研《内经》《神农本草经》《伤寒论》《金匮要略》等著作，在中医理论及临床方面做出了重要贡献，正如姚远圣在《医学真传》序中评价其"意宗前哲，而言其所未言；说本先民，而发其所未发，辨之乎疑似，而无毫厘千里之差，晰之乎微茫，而有一举百当之妙"，反映出高世栻过人之处。

高世栻非常重视气血与经络、五脏的关系，认为血的病变无不与胞中之血、心包之血、脾络之血等密切相关，其在《医学真传》中的许多与血相关的观点对现今临床有重要的指导意义。

二、论血挈要

1. 血理论

肤腠之血根于胞中血海。高世栻提出的肤腠之血与胞中血海之血的关系对临床有重要的指导作用，认为孙络与皮肤相连。胞中之血，"充肤热肉，澹渗皮毛"。故可知肤腠之血根于胞中血海，靠胞中之血来濡润营养。并引《内经》所言"刺毫毛腠理者，无伤皮"，更进一步强调孙络之脉与皮肤腠理、胞络之血的关系，提示后人在治疗皮肤疾患时要考虑到与胞中之血的关系。

气非血不和，血非气不运。高世栻指出，气血在人之一身无处不有，且二者不可相离，气得血则和，才能发挥温煦之用，血得气则运，才能发挥濡养之功。故可知气病可致血病，血病可致气病。治血要兼顾气，治气要考虑血。提示在治疗疾病中要重视气与血的关系。

认为气为主，血为辅，气为重，血为轻，尤重阳气。高世栻认为，在气与血的关系中，气较血更为重要。他指出人之所以生，靠气之健行。如果血有所不足，可以逐渐生成，不会马上致命，但气一不立，可马上毙命。故高氏认为气为主，血为辅，气为重，血为轻。

高世栻在气血与阴阳之关系上认为气为阳，血为阴，而"气实统乎血之先"。阳主气而阴主血，阳重于阴。他从天地之光明与雨湿比较，认为阳有余阴不足。从气血病变如阴血暴脱，阳气犹存，不致殒命；阳气一脱，阴血虽充，难延旦夕，又说明了阳气重于阴血。故高氏认为治疗疾病要重视阳气的作用，不可轻易用寒凉之品伤及阳气。

络脉之血病轻，而经脉之血病重。高世栻指出络脉之血与经脉之血病情轻重不同。一般来说，络脉之血病轻，而经脉之血病重。并解释曰：孙络、横络之血，起于胞中之血海，为冲脉、任脉所主，为足厥阴肝主之。而经脉之血为手厥阴心包主之。男子络唇口而生髭须，女子月事以时下，皆为血海之血。而行于经隧，内养其筋，外荣于脉，皆是奉心化赤之心包之血。故络脉之血与经脉之血的产生、循行及功能皆不同。还指出络脉之血与经脉之血孰轻孰重，如血海之血，多出不死，而心包之血，出多便死。故可知络脉之血病轻，而经脉之血病重。而且阳络伤之吐血、阴络伤之便血，皆为络脉之血，即便有出血，一般不会太严重。但经脉之血若出血，则可危及生命。此说对判断血证部位，指导治疗，预后等有很大的帮助。

2. 病因病机

热病有阴血内虚与阳气亢害所致之别。高世栻认为，发热为阴阳不和之故，治以和阴阳、调气血之法。阴虚发热，治宜养血滋阴之法；阳虚发热，治宜益气助阳。还指出热有微甚之不同，阴血内虚之热为微热，乃有根之热，特点是热而和缓；阳气亢害之热为暴热，乃无根之热，为脱热；阳气外脱之热，特点是热势燔灼。阴血内虚而热，治以滋养之药；阳气亢害而热，治以温热之品以甘温除大热。此论对临床理解热病与阴血阳气的关系有一定指导作用。

吐血与五脏相关。高世栻将吐血与五脏相联系，认为五脏有血，六腑无血。血从不同部位而出具不同的特点，如"吐心脏之血者，一二口即死；吐肺脏之血者，形如血丝；吐肾脏之血者，形如赤豆，五七日间必死；若吐肝脏之血，有生有死，贵乎病者能自养，医者善调治尔；脾脏之血若罗络，即前哈血是也"。故血从不同脏出，预后亦不相同。

血可从胃出，但不是胃中有血。高世栻认为吐血多者，为胞中血海之血，不可不明经而误认为是胃家之血。并分析指出，胃为受盛水谷之处，其并无血，吐血只是血从胃出，而不是胃中有血。

详论衄血之原因、轻重及治法。高世栻指出，衄血原因有三种，一种是"伤寒阳热过盛，络脉寒凝。荣卫不调，身发热者，得衄则阴阳和而热气平"。这种衄血为疾病在痊愈过程中出现的现象。一种是"不病伤寒，时出衄者，乃阳明热气有余，不循经下行，反上逆而伤其络脉之所致也"。这种衄一出，则阳明亢热之气可平，可不药而愈，故为病轻。一种是"阳明经脉虚寒，其人秉质素弱，内则耗其精血，外则劳其形体，衄大出不止"。这种衄之病情最重，若用凉血滋阴药，则衄血更重，必须用人参、附子补气以摄血，助阳以救阴，才能血止。可见高世栻对衄血之病机、治疗方法理解颇深，值得我们学习。

3. 诊断

高世栻认为可以衄血之冷热辨衄血之轻重，指出"欲辨衄之重轻，须察衄之冷热"。若衄出觉热，为阳明络脉之血，较轻，治宜凉血滋阴；若衄出觉冷，为阳明经脉之血，较重，治当温经助阳。故衄热为在络，衄冷为在经，这对我们临床治衄辨其病位及轻重有一定指导意义。

4. 治则治法

（1）治病要知其本，知其原

高世栻认为，阴血虚，不能为阳气之守，则可致阳病；阳气虚，不能为阴血之使，则可致阴病。并指出人体为病为正气先虚，即阴阳气血先病，故说凡病皆从内生，为发病之本。即使有外邪乘之，亦先调其脏腑，和其经脉，正气足而邪气自退。所以高氏告诫后人治疗要知其本，知其原，才能正确治疗。

（2）顿咳宜治血治肝，不宜治气治肺，更不宜妄行寒凉攻下

高世栻认为肤腠之血根于胞中血海，靠胞中之血来濡润营养。故其指出，因为周身毛窍合于肺，而毛窍之内有络脉之血，其根于胞中血海之血，合于肝。如果毛窍受寒，可致胞血凝涩，则其血不能澹渗于皮毛络脉之间，导致气不能温煦而血不能濡养，故患顿呛。高世栻进一步指出，若至一月，则胞中之血一周环复，所以一月可愈；如果一月不愈，必至两月。若不加治疗，也不会很严重。高世栻又随之针对一些时弊进行纠正，指出若人过爱其子，频频服药，此疾与血有关，与肝有关，医者但治其气，不治其血，但理其肺，不理其肝，不仅顿呛不愈，反而又增他病。或者使用寒凉之品过多，伤及阳气；或者攻下太过，伤及

脾胃；或者表散过多，伤及肺气，把轻病反而治重。他也提出治疗方案，如婴儿顿呛初起，当散胞中之寒，和络脉之血，如用香附、红花、川芎、当归、芍药之类；若有内寒呕吐，可加干姜、吴茱萸；若表里皆虚，可用黄芪、白术、党参、茯苓等，千万不可用前胡、杏仁、苏子、黄芩、枳壳、桔梗、抱龙等清肺化痰之品。

（3）治便血要早治，不可轻用清热之法

高世栻认为，粪从肠内出，血从肠外出。从肠外出之血为胞中血海之血，为其"不从冲脉而上行外达，反渗漏于下，用力大便，血随出矣"。高世栻提示，这种便血不可凉血清火，否则根不除而反成痼疾，宜以温补为法。温则血循经脉，补则气能统血。还指出要及早治疗，若久则留下病根，不能全愈。故遇便血一定要重视，详辨病因，细查病机，不可轻易用凉血清热之品。

（4）先吐血后咳嗽者，血气皆亏，不宜温补

高世栻指出，若肝脏内虚，则不合冲任之血出于肤腠，而是肝气从心包以上冲，上冲即可咳，故此咳属肝。同时还认为，若是先吐血，后咳嗽，吐血可致肝脏内伤，而心包也虚，如此可致心包之火上克肺金。因心包主血、主脉，血脉内虚，夜则发热，日则咳嗽，甚则日夜皆热，日夜皆咳。高世栻认为此为虚劳咳嗽，是先伤其血，又后伤其气，阴阳并竭，血气皆亏，宜服滋阴之药，但不宜服温补之品。并指出这种咳属于心包为病，预后不良。

（5）头痛有阴血虚与阳气虚所致，不可轻易发散或寒凉清热

高世栻指出，阴血虚与阳气虚所致之头痛有轻重之不同。阴血虚而阳热盛，头痛轻微；若阳气虚而阴寒盛，头痛较剧。风火所致头痛，有余则用清散之法，不足则治以滋补之品。并一再强调阴寒头痛，乃阴盛阳虚所致，为阳虚头痛，治须用桂、附、参、芪之品。反对有些医者遇头痛之证，便认为是外受风寒，而

治以发散之法，若发散不愈，就渐加寒凉，所以不是用芎、防、荆、羌发散，就是用芩、连、栀、膏清热。如果是风火头痛治以如此，还不致丧身，若遇阳虚头痛会危及生命，一定要谨慎。此论对我们临床遇到头痛之疾，应详辨病因病机，据证用药有很大的指导作用。

（6）吐血之病因多种，血出之部位有别

高世栻指出，致吐血之病因有多种，如大怒、大劳，或过思、过虑等，使阴阳血气失其循行之常度而致。并认为虽同为吐血，但出血之根由不同，如有自胞中血海之血，有自心包之血，有自脾络之血的不同，治疗有别。

出于胞中之血，治以引血归经。高世栻认为，气虚不能摄血，致胞中之血不充于肤腠，反从气冲上涌于胃脘。此种吐血，血量较多。治宜引血归经之法，应调荣卫，和三焦，使三焦之气和于荣卫，荣卫之气下合胞中，气归血附而血可止。

房劳过度，思虑伤神，致吐心包之血。高世栻指出，由于心包之血，内包心，外通脉，下合肝。肝与心包皆为厥阴，同一气也。如果房劳过度，思虑伤神，可致吐心包之血。此种吐血比较严重，若治疗得当，大补心肾，重服人参，或可全愈。提示世人要注意养生，注意节欲，不可过虑。

脾络之血为轻浅之血，不宜以吐血治之。高世栻认识到，还有一种吐血，为既无过劳，亦无内在疾病，但突然哈出数口或紫或红之血，认为是脾络之血。此血为络脉不与经脉和谐所致，下不伤阴，内不伤经，为轻浅之血，不药亦愈。但高氏尤其强调，如果不分轻重，一概以吐血之法治之，可致络脉寒凝，变生他病。

5. 预后

高世栻认为可以下血之色及兼证断痢疾之预后，指出若下痢纯红，伴身热不退，水谷不入，为余血下泄，阳热外浮，阴阳离脱，预后不良；若痢后下血水，其身发热，因痢后肠垢已竭，下血水乃从阳入阴，胞中并伤，血水渐竭，预后不良。若色如鱼脑，此热毒入肠，当清热和血。其色如酱褐，为下焦虚寒，预后不良，当温经散寒。若白沫冻汁，为寒积。他指出，世医认为赤属火、白属寒，但也有赤色属中土虚胃气弱者，治当用温药，不宜凉药治之。高氏对痢疾表现及预后的描述，对判断痢疾预后、提高治疗效果有重要指导意义。

综上所述，可以看出，高世栻对"血"的论述有诸多独到之处，对血相关疾病的见解丰富了血理论的内容，对血证病机的分析与治疗用药值得我们深入研究和学习。

三、原文精选

1. 临床表现

《医学真传·头痛》："凡阴血虚而阳热盛，则痛微；若阳气虚而阴寒盛，则痛剧。"

2. 病因病机

《医学真传·吐血》："夫胞中为血海，其血热肉充肤，澹渗皮毛，若大怒、大劳，气虚一时，不能摄血，致胞中之血不充于肤腠，反从气冲而上涌于胃脘。吐此血者，其血必多。"

《医学真传·原病》："人身本无病也，凡有所病，皆自取之。或耗其精，或劳其神，或夺其气，种种皆致病之由。惟五脏充足，六腑调和，经脉强盛，虽有所伤，亦不为病。若脏腑经脉原有不足，又不知持重调摄，而放纵无常，焉得无病！如脏气不足，病在脏；腑气不足，病在腑；经脉不足，病在经脉。阴血虚而不为阳气之守，则阳病；阳气虚而不为阴血之使，则阴病。且正气内虚，而淫邪猖獗，则六淫为病。是病皆从内生，岂由外至？其有外至者，惟暴寒暴热，骤风骤雨，伤人皮腠，乍而为病，则脏腑经脉，运转如常，发之散之，一剂可瘥。若先脏腑经脉不足，而复外邪乘之，则治之又有法，必先调其脏腑，和其经脉，正气足而邪气自退，即所以散之、发之也。所谓治病必求于本，求其本，必知其原，知其原，治之不远矣。"

《医学真传·咳嗽》："又有先吐血，后咳嗽者。吐血则足厥阴肝脏内伤，而手厥阴心包亦虚，致心包之火上克肺金。心包主血、主脉，血脉内虚，夜则发热，日则咳嗽，甚则日夜皆热，日夜皆咳。此为虚劳咳嗽，先伤其血，后伤其气，阴阳并竭，血气皆亏，服滋阴之药则相宜，服温补之药则不宜，如是之咳，百无一生。此咳之属于心包也。"

《医学真传·吐血》："人之一生，气充于外，血附于内，阴阳和平，荣卫通调，何吐血之有？惟大怒、大劳，或过思、过虑，伤其经络，逆其气机，致阴阳血气失其循行之常度，则血外溢，而有吐血之病矣。血虽同，而血之根由不同，有胞中血海之血，有心包脾络之血。"

3. 诊断

《医学真传·吐血》："凡吐血多者，乃胞中血海之血，医者学不明经，指称胃家之血。夫胃为仓廪之官，受盛水谷，并未有血，谓血从胃出则可，若谓胃中有血，则不可也。"

《医学真传·衄血》："欲辨衄之重轻，须察衄之冷热。衄出觉热者，乃阳明络脉之血，轻者也，治宜凉血滋阴；衄出觉冷者，乃阳明经脉之血，重者也，治当温经助阳。夫衄血之病，虽属平常，若出而不止，阴阳离脱，亦有死者。临病施治，常须识此，不可忽也！"

4. 治则治法

《医学真传·吐血》："夫胞中为血海，其血热肉充肤，澹渗皮毛，若大怒、大劳，气虚一时，不能摄血，致胞中之血不充于肤腠，反从气冲而上涌于胃脘。吐此血者，其血必多。治之之法，当调其荣卫，和其三焦，使三焦之气和于荣卫，荣卫之气下合胞中，气归血附，即引血归经之法也。若不按经调治，只期速效，妄称火盛血淫，骤用清凉泻火以止血，不但血不能即止，必增咳嗽之病矣。夫吐血自有止期，虚痨咳嗽，必至丧身而后已。"

《医学真传·吐血》："其心包之血，内包心，外通脉，下合肝。合肝者，肝与心包皆为厥阴，同一气也。若房劳过度，思虑伤神，则吐心包之血。吐此血者，十无一生，惟药不妄投，大补心肾，重服人参，可十全一二。"

《医学真传·衄血》："血从鼻出，谓之衄。衄之出也，由阳明经脉之气，不循胃络而横通周遍，致悍热之气伤其荣血，遂迫血妄行而为衄。若伤寒阳热过盛，络脉寒凝，荣卫不调，身发热者，得衄则阴阳和而热气平，其病可愈，故俗称鼻衄为红汗也。其有不病伤寒，时出衄者，乃阳明热气有余，不循经下行，反上逆而伤其络脉之所致也；衄出，则阳明亢热之气亦平，故不药亦愈，此衄之至轻者也。又有阳明经脉虚寒，其人秉质素弱，内则耗其精血，外则劳其形体，衄大出不止，用凉血滋阴药，其衄反甚者，乃阳明阳气失职，必用人参、附子，补气以摄血，助阳以救阴，其血方止，此衄之至重者也。"

《医学真传·便血》："便血，俗名肠红，血从大便出也。或在粪前，或在粪后，但粪从肠内出，血从肠外出。肠外出者，从肛门之宗眼出也。此胞中血海之血，不从冲脉而上行外达，反渗漏于下，用力大便，血随出矣。此病初起，人多不觉；及至觉时，而身体如常，亦玩忽不治；即或治之，无非凉血清火，暂止复发，数年之后，身体疲倦，恣投药饵，总不除根，遂成终身之痼疾矣。痼疾虽成，不致殒命。其治法总宜温补，不宜凉泻；温暖则血循经脉，补益则气能统血。初便血时，治得其宜，亦可全愈；若因循时日，久则不能愈矣。"

5. 预后

《医学真传·气血》："血海之血，行于络脉，男于络唇口而生髭须，女子月事以时下，皆此血也。心包之血，行于经隧，内养其筋，外荣于脉，皆奉心化赤之血也。血海之血，出多不死；心包之血，多出便死。是又络脉之血为轻，而经脉之血为重也。经云：阳络伤，则吐血；阴络伤，则便血。此血海之血也。一息不运，则机针穷，一丝不续，则霄壤判。此经脉之血也。"

《医学真传·痢》："若下痢纯红，身热不退，水谷不入，是为死证。经云：肠澼下血，身热则死。谓余血下泄，阳热外浮，阴阳离脱也。若痢后下血水，其身发热，亦为死证。痢后则肠垢已竭，下血水乃从阳入阴，胞中并伤，世有下屋漏水之说，则血水其渐也。若色如鱼脑，此热毒入肠，当清热和血也。色如酱褐，乃下焦虚寒，亦非善证，当温经散寒。如白沫冻汁，则为寒积。世医有赤属火、白属寒之说，于理亦似，但赤色而中土虚，胃气弱者，当用温药以从治，不宜凉药以对治也。"

《医学真传·吐血》："又五脏有血，六腑无血。吐心脏之血者，一二口即死；吐肺脏之血者，形如血丝；吐肾脏之血者，形如赤豆，五七日间必死；若吐肝脏之血，有生有死，贵乎病者能自养，医者善调治尔；脾脏之血若罗络，即前哈血是也。"

6. 禁忌

《医学真传·吐血》："其有身体不劳，内无所损，卒然哈血数口，或紫或红，一哈便出，此为脾络之血。脾之大络，络于周身，络脉不与经脉和谐，则有此血。下不伤阴，内不伤经，此至轻至浅之血，不药亦愈。若不分轻重，概以吐血之法治之，致络脉寒凝，变生他病，医之过也。"

第三章　叶天士

一、医家小史

叶天士（1667~1746），名桂，号香岩，晚号上津老人，出生于江苏吴县，为清代著名医家。其主要代表著作有《临证指南医案》《温热论》《幼科要略》《种福堂医案》《叶案存真》等。叶氏对温病理论的构建做出了突出贡献。其独创"久病入络""久病血瘀"学说，对瘀血证有独到的治疗经验，从理论到治疗方药甚至到剂型的选择均有详细论述，已经形成了一个完整的理法方药体系。其代表作《临证指南医案》案例丰富，涉及面广，广征博引，非常实用，充分反映出叶天士扎实的中医功底、灵活的辨证思路、丰富的临床经验，对中医温病学、内科学、妇科学等临床医学的发展均产生了较大的影响。《温热论》是学习温病学说的必读之书，其后温病学派的很多著名医家和论著都基于其所创建的理论体系。叶氏对"血"相关内容的论述在《临证指南医案》《温热论》等书中有所反映。

二、论血挈要

1. 血理论

提出"久病入络"说。叶天士在《内经》"久病入深，营卫行涩"和"病在血，调之络"认识的基础上，进一步提出"久病入络"学说，如《临证指南医案》云："大凡经主气，络主血，久病血瘀"；"其初在经在气，其久入络入血"；"初病湿热在经，久则瘀热入络"。提出"久病入络""久病血瘀"的理论，他说："初为气结在经，久则血伤入络"，指出病初邪气主要在经，病位较浅，病情较轻，尚未形成血瘀；而病久则邪气深入脏络腑络，病位较深，病情较重，气血运行不畅，可形成瘀血，故曰"久病入络"，"久病血瘀"。

叶天士认为"久病入络"之病机为"络虚有瘀"，如《胃痛篇》中"大凡肝风阳扰，胃必虚"，"久泄不止，营络亦伤，古谓络虚则瘀也"，"久有胃痛，更加劳力，致络中血瘀"，故治疗时宜虚瘀并治。

创卫气营血辨证体系。叶天士引申《内经》中卫气营血之义，并根据温邪致病特点，创立"卫气营血"学说。《温热论》曰："大凡看法，卫之后方言气，营之后方言血。在卫汗之可也，到气才可清气，入营犹可透热转气"，此段精辟论述，成为温病的辨证论治纲领，确立了卫气营血辨证在温病辨治体系中的主导地位。

2. 治则治法

《临证指南医案》中对《金匮要略》治疗热入血室之五种方法进行了分析总结，第一条用小柴胡汤，是因有寒热之证，虽然经水适断，宜要升提少阳之邪，以不使其向内下陷。第二条是伤寒发热，经水适来，已有昼明夜剧，谵语妄见等证，怕医者误认为是阳明实证而用攻下之法，伤及胃气及上中二焦。第三条是中风寒热，经水适来，七八日脉迟身凉，伴胸胁满如结胸状，谵语。因无表症，诊为热入血室之证，用急刺期门之法治之。第四条是阳明病，出现下血谵语，但头汗出等症，亦属于热入血室之证，同样治以刺期门使汗出而愈。第五条是如果痰涎壅滞上脘，出现昏冒不知等症，治当急以先化其痰，而后再除其热。

治络之法，贵在疏通。关于"久病入络"的治法，叶天士主张"痛则不通"，"以通为主"，提出"须究气血阴阳，便是诊察要旨"。故若兼"络虚"则宜通补兼施，具体有通络、活络、

34

调络、剔络、养络、透络、清络、润络等不同治法。

叶天士治疗络病之方，据其辨证，亦多用旋覆花汤、大黄䗪虫丸等经方，可见其所创络病理论，既源于古人，是前人经验的继承，又是创新，是对血瘀理论的发展。

提出"入血就恐耗血动血，直须凉血散血"。叶天士深入分析温热病后期，邪热深入血分所致的病理变化：一是血热炽盛迫血妄行为主，而瘀血为次；二是热毒内陷血分，热搏血瘀；三是热毒余邪久羁，损伤肝肾真阴，以致精血亏损。并据其病理机制提出著名的"入血就恐耗血动血，直须凉血散血"之治血治法。

"凉血散血"包括清热凉血、养血滋阴、活血散瘀三方面内容。清热凉血药多用犀角、丹皮等；养血滋阴药多用熟地、龟板、鳖甲等；活血散瘀药多用丹皮、赤芍等。这一治血理论与治疗方药对后世有重要的指导作用。

疗疾注重辨识体质和季节气候。从叶氏医案中可以看出，其在治疗疾病时非常注重个人体质和季节气候因素，这种因人、因时而异的思想对治疗疾病非常重要。如真阴不足之出血治以填补真阴之法。在邹氏真阴不足致出血一案中，叶天士对此证病因病机及治法方药的分析非常精细，特别注重病人的体质和季节气候对疾病的影响。叶氏指出，夏至阴生，伏天时阳越于表，阴伏于里。但如果是心神扰动，暗耗肾阴，可致"络脉聚血"，此时被扰则发生血溢。且阴本来不足，又随浮阳上越，故自觉下有冲突逆气，血如泉涌。他认为皆与肾精肝血不能内守有关，治宜填补真阴之法，药用人参、熟地、鲜河车膏、茯苓、炒黑枸杞子、北五味、沙苑、紫石英，补肝肾，镇逆气，摄浮阳。并且强调，不可见血即用凉药止血，亦不可因其咳嗽而仅调理肺气。若治以填补镇下之法，则"元海得以立基，冲阳不来犯上"。但此疾需治以较长时日，且需注意调理起居饮食。

据脉辨证立法用药。叶天士指出，凡咳血之证，如果脉是右脉较坚，是病在气分，乃由于胃络被扰所致，宜治以药味较薄之品调养胃阴，如生扁豆、茯神、北沙参、苡仁之类。如果是左脉坚者，是肝肾阴伤所致，宜治以滋补肝肾之法，用地黄、阿胶、枸杞、五味之类。如果脉弦伴胁痛，宜治以理血降气之法，用苏子、桃仁、降香、郁金之类。如果是咳血量大，成盆盈碗者，用葛可久花蕊石散或仲景大黄黄连泻心汤。临证以此为据，再依具体病证进行辨证施治。

血证治法灵活多样。《临证指南医案》中有诸多医案涉及出血、血瘀、血热、血郁、热入血室等病证的治疗，从众多相关医案的学习中可以体会到叶天士独特而全面的临床思维过程。

如对齿血的治疗，在治疗胡氏一案中可见，下焦精损可致齿血，治以质重味厚之品，填精益肾。如对精血不足的治疗，在邵氏一案中可见，精血伤可致气失潜纳，阳浮上扰心神而致魂魄不宁，治以益气安神，重镇潜阳之法，药用人参、炙草、建莲、茯神、龙骨、金箔。如对吐血的治疗，有感受风温之邪而致吐血之医案，治以疏散风热，清降肺胃之法，药用桑叶、薄荷、杏仁、连翘、石膏、生甘草。如对嗽血的治疗，在徐氏嗽血一案中可见，阴虚之体感受风温之邪可致嗽血，宜治以养阴清热，疏风散邪之法。药用生扁豆、玉竹、白沙参、茯苓、桑叶、郁金。如对痰血的治疗，在顾氏痰血案中示风温咳嗽伤及肺络可致咳痰带血，治以清心营肺卫之热，药用小生地、黑山栀、地骨皮、天花粉、丹参、连翘、竹叶心。在另一医案中亦有咳嗽伤络致痰血的记载，此并非因为外感，是由于冬温失藏致咳而带血，亦有相应的治疗方法。在王氏一案中亦示温邪震络致咳痰带血，治以疏风清热，养阴止咳之法，药用桑叶、山栀、杏仁、郁金、象贝、花粉、糯米汤代水。在高世栻一案中，由于阴虚之体治以辛散之法而致出血，治以甘寒养阴，清热降肺，药用鲜枇杷叶、甜杏仁、南沙参、川贝、甜水梨、甘蔗浆。在寒热之邪郁阻于肺，致脉

36

涩、咳嗽痰血、不时寒热，为肺痈之证中，治以清热利肺，活血排脓之法，用苇茎汤加杏仁、通草。由于肾虚不藏，春暖之时阳气浮越，致嗽甚痰血，治以轻清清热宣肺之法，药用桑叶、南花粉、黑栀皮、桔梗、甘草、橘红。邪热邪郁热壅，咳吐脓血，治以辛凉解表，活血祛瘀之法，方用麻杏甘膏汤加桔梗、苡仁、桃仁、紫菀。

吐血证之病因病机、治法方药分析。《临证指南医案》中指出，吐血应从外因、内因、不内不外因三因而论。

如果是外因所致，阳邪为多，而阴邪为病者相对不多。叶氏认为此证多是由于阴虚而感受风热燥火所致，治疗方法以手三阴为要，以治心营肺卫为主。强调外因所致者，必以外感之表现为主。如果是外感风邪，伴津液不足，应加甘寒养阴之品，如芦根、蔗汁、薄荷、羚羊之品。如果是温邪火盛，应加苦寒清热之品，如山栀、黄芩、杏仁、石膏之品。如果是暑邪伤及气分，宜佐滑石、鲜荷清暑利湿；在营分应用银花、犀角之清芳。此外还应据季节选药，如秋令选纯甘之品以清燥，冬时益清补之药以助藏。这是一般治疗由外邪所致症之用药方法。至于阴邪致病，旧用麻黄人参芍药汤，叶氏则用桂枝汤加减之法治之。

但如果是内因所致出血，是由于嗔怒郁勃伤及肝脏，劳形苦志耗损心脾，恣情纵欲损及肾脏之真阴真阳，治宜以足三阴为要，根据脏腑乘侮制化治疗。如果由于嗔怒而伤及肝阳致血随气逆，用缪氏气为血帅法，如苏子、郁金、桑叶、丹皮、降香、川贝之类。如果是郁勃日久而伤及肝阴，使阴虚火旺，木火内燃伤及阳络，用柔肝育阴法，如阿胶、鸡黄、生地、麦冬、白芍、甘草之类。如果是劳烦不息损及心脾，致气虚不能摄血，则用甘温培固法，如保元汤、归脾汤之类也。如果由于纵欲而竭其肾真，或阳亢阴胜，或阴伤阳越，则有从阴从阳之法，如青铅六味、肉桂七味，并加童便之类。如果是精竭海空，气泛血涌之证，叶氏用急固真元，大补精血之法，如人参、枸杞、五味、熟地、河车、紫石英之类。

如果是不内不外因所致出血，则与饮食偏好、努力及坠堕之伤有关，治宜分别脏腑经络之不同。如由于嗜食烟酒致助火动血，又有治上治中之法，如苇茎汤、甘露饮、茅根藕汁等。如果是由坠堕致血瘀，一般先宜导下，后宜通补。如果由于用力太过，属劳伤之根，阳动则络松血溢，治法又与虚损不同。治以滋阴补气之法，但不可凝涩。如用当归建中汤、旋覆花汤、虎潜丸、金刚四斤丸等，取其循经入络之功能。

不内不外因所致出血的治疗亦有多种，但以从胃治疗为主。主司血之脏主要是心肝脾三脏，而化生血之脏腑离不开阳明胃腑，胃在治疗血证中至关重要。如果胃有不和，当先治胃，指出一切血症如果经久不愈，每每以胃药收功。如大黄黄连泻心汤、犀角地黄汤、理中汤、异功散等，虽补泻寒温不同，但均在治胃。叶天士发明的治胃方法也很多，有用薄味调养胃阴，如金匮麦冬汤及沙参、扁豆、茯神、石斛之类；有用甘温建立中阳，如人参建中汤及四君子加减之类；有用滋阴而不碍胃，甘守津还的复脉汤加减之类。其余还有补土生金法、镇肝益胃法、补脾疏胃法、宁神理胃法、肾胃相关法，等等，通过诸法使胃和则可源源生化不息。

故此三因不同，治疗用药时要据三因用药，不可相混。一般来说，理肺卫用甘凉肃降，如沙参、麦冬、桑叶、花粉、玉竹、川斛等类。治心营以轻清滋养，如生地、玄参、丹参、连翘、竹叶、骨皮等类。以此两法为基础，并随时令变化而加减用药。

衄血之病因病机及治疗。叶氏对衄血的认识比较深刻，他认为血从鼻而出为衄，究其原因，不独是肺胃异常可致衄血，诸经功能异常均可致衄。衄之病因总由火致。外感六淫，内伤五志，皆可致气血日乱、阴阳相乘致病。治宜据因析证，据证取法，据法用方。如果是风寒壅盛于经，阳气被郁而迫及营分，宜用麻黄桂枝之类。如果为温风暑热所郁，郁而化热，动血出血，治宜用辛凉清润等剂。如果火邪极甚，而载血上泛，治宜苦寒咸寒之法。这是外感致衄之主要治法。内伤致病，如情志太过，肝阴被耗，致肝脏厥阳化火化风所致，治以甘咸柔婉之品。如果是多劳倦或纵欲太过，伤及肾之真阴，使阳气浮越，引阴血以冒上窍所致，宜用厚味峻补之法滋阴潜阳，挽回元气以治血脱，导火归源以治格阳。如果是湿热之酒所致，治用和阳消毒之剂。如果是因用力太过，则用培中益下之方。这是治疗由内伤所致衄血的一般治法。提示医者一定要审内外之因，方能施治准确无误。

便血之病因病机及治法方药。《临证指南医案》中对便血相关脏腑的病因病机及治疗用药进行了详细分析。如肺病致燥涩，宜治以润或降之法，如桑麻丸及天冬、地黄、银花、柿饼之类。心病则火燃血沸，治宜清宜化，用竹叶地黄汤及补心丹之类。脾病必湿滑，治宜燥宜升，用茅术理中汤及东垣益气汤之类。肝病有风阳痛迫，治宜柔宜泄，如驻车丸及甘酸和缓之剂。肾病见形消腰折，治宜补宜填，如用虎潜丸及理阴煎之类。因胆经为枢机，逆则木火煽营，用桑叶、山栀、柏子、丹皮之清养。大肠为燥腑，每多湿热风淫，宜治以辛凉苦燥之法。胃为水谷之海，多气多血之乡，脏病腑病均兼，治宜补宜和、应寒应热，不可一言以蔽之。如果是努力损伤所致，宜通补为主。如果是膏粱蕴积所致，以清疏为宜。遇痔疮则滋燥兼投。中毒须知寒热。其余如黑地黄丸以治脾湿肾燥，天真丸以大补真气真精，平胃地榆升降脾胃，归脾守补心脾，斑龙温煦奇督，建中之复生阳，枳术疏补中土，禹粮赤脂以堵截阳明，用五仁汤参从前之肠液养营法调病后之元气虚损。

积聚之病因病机及理气通络逐瘀之治法。叶天士在王氏积聚一案中分析积聚之病因病机及治法方药，认为积聚的形成与阳气受伤有关，凡外伤、外感、情志不节、过劳均可导致。并提出气滞血瘀络阻致积聚癥瘕，是"初为气结在经，久则血伤入络"。起初仅胀痛，无形质改变，但日久则变坚硬。这是由于初在气在经，日久则在血在络，瘀血日渐加重而成为癥瘕。一遇大怒、过劳、用力则气血交乱而引发本病。治疗仅用寒温消克，理气活血逐瘀之法不足以通络治痹。叶氏用仲景通络之法，如"每取虫蚁迅速飞走诸灵，俾飞者升，走者降，血无凝著"。如此则气可宣通，积坚可破。此通络逐瘀治疗血瘀络阻所致诸症的思路对后人多有启发。

3. 用药特色

善用虫类药活血通络。叶天士认为，久病入络之瘀病复杂，部位较深，胶着难去，用发表攻里、扶正补虚很难见效。其谓此证"散之不解，邪非在表；攻之不驱，邪非着里；补正却邪，正邪并树无益"，指出草木攻涤之力，不能逐除深痼之邪。故叶天士对仲景治络病用虫药非常推崇，"考仲景于劳伤血痹诸法，其通络方法，每取虫蚁迅速飞走诸灵，俾飞者升，走者降，血无凝著，气升宣通，与攻积除坚，徒入脏腑者有间"，指出虫类药搜剔疏拔，有"追拔沉混气血之邪"的独特疗效。只有虫类灵度迅速才能深入隧络，松动痼结病根，从而达到"血无凝著，气可宣通"之目的。

叶氏喜用虫类药物祛瘀通络，如鳖甲、牡蛎、乌贼骨、地龙、土鳖虫、全蝎、露蜂房、水蛭、虻虫、蟑螂等虫甲类药物以治疗疼痛、中风、痹证、瘕积等病证，使虫类药物的应用达到前所未有的水平。

多用经方化瘀通络。叶天士重视将《内经》《金匮要略》等中的理论及前贤经验结合自己的临证经验，治疗不仅使用时方，而且对经方也有所运用和发挥。如对寒凝肝气郁滞而致的血瘀诸证用《金匮要略》旋覆花汤加减治疗；对血瘀肠痈用大黄牡丹汤加减治疗；其他还有鳖甲煎丸、核桃承气汤、下瘀血汤、当归芍药散、大黄䗪虫丸等经方也经常使用。正如程门雪所评说："天士用方，偏采诸家之长。不偏不倚，而于仲师圣手，用之尤熟。"

多用丸剂缓攻瘀血。叶天士治疗血证多用丸剂，以求"丸者，缓也"，而缓攻瘀血。他认为"新病宜急散，宿邪宜缓攻"，若久病入络之邪，"非区区汤散可效"，故治疗血瘀顽痰，常遵仲景之法用丸剂起到缓攻，一则使瘀血尽量消散，一则不伤正气。

批驳不加辨证皆用小柴胡汤。《临证指南医案》批驳当时医家一遇热入血室之症，不辨热入之轻重、血室之盈亏，均用小柴胡汤治疗，出现了许多危害。叶氏强调一定要辨证论治，并举例说明，如果是热甚而血瘀用桃仁承气汤及山甲归尾之类；如果是血舍空而热陷用犀角地黄汤加丹参木通之品；如果是表邪未尽，而表症仍在，当用和解之法；热轻而清药过投所致气机致钝，可用温通之法；血结胸可用桂枝红花汤参入海蛤桃仁治疗；如果昏狂甚，可进牛黄膏调入清气化结之煎。从其医案中可见，有两解气血燔蒸之玉女法，针对热甚阴伤之育阴养气之复脉法，有护阴涤热之缓攻法，等等。故一定要遵从先圣后贤之经验，审症制方，不可拘泥于柴胡一法以贻害。

综上所述，可以看出，叶天士不仅首创"久病入络"理论，而且对络病的治疗亦深钻细研，甚至连剂型的选择也认真斟酌。他对络病的研究有自己的特色且已达一定水平，对后世研究血瘀证的辨治提供了重要的参考价值。

三、原文精选

1. 病因病机及治则治法

《临证指南医案·卷二·吐血》："失血一症，名目不一，兹就上行而吐者言之，三因之来路宜详也。若夫外因起见，阳邪为多，盖犯是症者，阴分先虚，易受天之风热燥火也。至阴邪为患，不过其中之一二耳。其治法总以手三阴为要领，究其病在心营肺卫如何；夫内因起见，不出乎嗔怒郁勃之激伤肝脏，劳形苦志而耗损心脾，及恣情纵欲以贼肾脏之真阴真阳也，又当以足三阴为要领，再审其乘侮制化如何；若夫不内不外因者，为饮食之偏好，努力及坠堕之伤，治分脏腑经络之异。要知外因而起者，必有感候为先，里因而起者，必有内症可据，此三因根蒂用药，切勿混乱。大凡理肺卫者，用甘凉肃降，如沙参、麦冬、桑叶、花粉、玉竹、川斛等类；治心营者，以轻清滋养，如生地、玄参、丹参、连翘、竹叶、骨皮等类；以此两法为宗，随其时令而加减。若风淫津涸，加以甘寒，如芦根、蔗汁、薄荷、羚羊之品；若温淫火壮，参入苦寒，如山栀、黄芩、杏仁、石膏之品；若暑逼气分，佐滑石、鲜荷之开解，在营与银花、犀角之清芳；秋令选纯甘以清燥；冬时益清补以助脏，凡此为外因之大略。所云阴邪为患者，难以并言也，旧有麻黄人参芍药汤，先生有桂枝加减法。至于内因伤损，其法更繁，若嗔怒而动及肝阳，血随气逆者，用缪氏气为血帅法，如苏子、郁金、桑叶、丹皮、降香、川贝之类也；若郁勃日久而伤及肝阴，木火内燃阳络者，用柔肝育阴法，如阿胶、鸡黄、生地、麦冬、白芍、甘草之类也；若劳烦不息，而偏损心脾，气不摄血者，用甘温培固法，如保元汤、归脾汤之类也；若纵欲而竭其肾真，或阳亢阴胜，或阴伤阳越者，有从阴从阳法，如青铅六味、肉桂七味，并加童便之类也；若精竭海空，气泛血涌者，先生用急固真元、大补精血法，如人参、枸杞、五味、熟地、河车、紫石英之类也，凡此为内因之大略。至于不内不外因，亦非一种，如案中所谓烟辛泄肺、酒热戕胃之类，皆能助火动血，有治上、治中之法，如苇茎汤、甘露饮、茅根藕汁等剂，在人认定而用之可也；坠堕之伤，由血瘀而泛，大抵先宜导下，后宜通补；若努力为患，属劳伤之根，阳动则络松血溢，法与虚损有间，滋阴补气，最忌凝涩，如当归建中汤、旋覆花汤、虎潜丸、金刚四斤丸，取其有循经入络之能也，凡此为不内外因之大略。但血之主司者，如心、肝、脾三脏，血之所生化者，莫如阳明胃腑，可见胃为血症之要道，若胃有不和，当先治胃也。《仁斋直指》云：一切血症，经久不愈，每每以胃药收功。想大黄黄连泻心汤、犀角地黄汤、理中汤、异功散，虽补泻寒温不同，确不离此旨，所以先生发明治胃方法独多，有薄味调养胃阴者，如《金匮》麦冬汤，及沙参、扁豆、茯神、石斛之类；有甘温建立中阳者，如人参建中汤，及四君子加减之类；有滋阴而不碍胃，甘守津还者，如复脉汤加减之类。其余如补土生金法、镇肝益胃法、补脾疏胃法、宁神理胃法、肾胃相关法，无分症之前后，一遇胃不加餐，不饥难运诸候，每从此义见长，源源生化不息，何患乎病之不易医也。"（邵新甫）

《临证指南医案·卷七·便血》："便血一症，古有肠风、脏毒、脉痔之分，其见不外乎风淫肠胃湿热伤脾二义，不若《内经》谓阴络受伤，及结阴之旨为精切。仲景之先便后血，先血后便之文，尤简括也。阴络即脏腑隶下之络，结阴是阴不随阳之征。以先后分别其血之远近，就远近可决其脏腑之性情，庶不致气失统摄，血无所归，如漏卮不已耳。肺病致燥涩，宜润宜降，如桑麻丸，及天冬、地黄、银花、柿饼之类是也。心病则火燃血沸，宜清宜化，如竹叶地黄汤及补心丹之类是也。脾病必湿滑，宜燥宜升，如茅术理中汤，及东垣益气汤之类是也。肝病有风阳痛迫，宜柔宜泄，如驻车丸，及甘酸和缓之剂是也。肾病见形消腰折，宜补宜填，如虎潜丸及理阴煎之类是也。至胆经为枢机，逆则木火煽营，有桑叶、山栀、柏子、丹皮之清养。大肠为燥腑，每多湿热、风淫，如辛凉苦燥之治。胃为水谷之海，多气多血之乡，脏病腑病，无不兼之，宜补宜和，应寒应热，难以拘执而言。若努力损伤者，通补为主，膏粱蕴积者，清疏为宜，痔疮则滋燥兼投，中毒须知寒热，余如黑地黄丸，以治脾湿肾燥，天真丸，以大补真气真精，平胃地榆之升降脾胃，归脾之守补心脾，斑龙以温煦奇督，建中之复生阳，枳术之疏补中土，禹粮赤脂以堵截阳明，用五仁汤复从前之肠液养营法善病后之元虚。此皆先生祖古方而运以匠心，为后学之津梁也。"（邵新甫）

2. 治则治法

《临证指南医案·卷八·衄》："血行清道，从鼻而出，古名曰衄。与浊道之吐咯者不同。清道即指至高之分，由山根以上睛明之次而来也。其穴乃手足太阳、足阳明、阴阳跷五脉之会，及冲脉交会其间。可见诸经皆能为衄，不独肺胃而然。诸书虽已详明，惟景岳辨之尤切。但衄之为患，总由乎火。外为六淫之变化，内因五志之掀腾，气血日为错乱，阴阳为之相乘。天人交感之处，虚实攸分矣。若风寒壅盛于经，阳气郁而迫营者，宜参麻黄桂枝症之大意。若温风暑热怫郁，而动血外溢者，用辛凉清润等剂，认定经络之高下。若火邪极甚，而载血上泛者，有苦寒、咸寒之法，审其原委之浅深。此外因主治法也。至于烦冗曲运，耗及木火之营，肝脏厥阳化火风上灼者，甘咸柔婉，理所必需。多劳过欲，病及天一之真，阳浮引阴血以冒上窍者，滋潜厚味，法从峻补。血脱则挽回元气，格阳则导火归源，因酒用和阳消毒之剂，因努力用培中益下之方，此内因主治法也。学者惟审内外两因，庶乎施治无误矣。"（邵新甫）

《临证指南医案·卷九·热入血室》："考热入血室，《金匮》有五法：第一条主小柴胡，因寒热而用，虽经水适断，急提少阳

44

之邪，勿令下陷为最。第二条伤寒发热，经水适来，已现昼明夜剧，谵语妄见，恐人误认阳明实病，故有无犯胃气及上二焦之戒。第三条中风寒热，经水适来，七八日，脉迟身凉，胸胁满如结胸状，谵语者，显无表症，全露热入血室之候，自当急刺期门，使人知针力比药力尤捷。第四条阳明病，下血谵语，但头汗出，亦为热入血室，亦刺期门，汗出而愈。仲景无非推广其义，教人当知通变。第五条，明其一症，而有别因为害，如痰潮上脘，昏冒不知，当先化其痰，后除其热等语，所谓急者先除也。乃今人一遇是症，不辨热入之轻重，血室之盈亏，遽与小柴胡汤，贻害必多。要之热甚而血瘀者，与桃仁承气，及山甲、归尾之属。血舍空而热陷者，用犀角地黄汤，加丹参、木通之属，表邪未尽，而表症仍兼者，当合乎和解。热轻而清药过投，气机致钝者，不妨借温通为使。血结胸有桂枝红花汤，参入海蛤、桃仁之治。昏狂甚，进牛黄膏，调入清气化结之煎。再观案中，有两解气血燔蒸之玉女法，热甚阴伤，有育阴养气之复脉法，又有护阴涤热之缓攻法。先圣后贤，其治总条分缕析，学者审症制方，慎毋拘乎柴胡一法也。"（邵新甫）

《温热论·第二章·逆传入营》："前言辛凉散风，甘淡驱湿，若病仍不解，是渐欲入营也。营分受热，则血液受劫，心神不安，夜甚无寐，或斑点隐隐，即撤去气药。如从风热陷入者，用犀角、竹叶之属；如从湿热陷入者，用犀角、花露之品，参入凉血清热方中。若加烦躁、大便不通，金汁亦可加入。老年及平素有寒者，以人中黄代之，急速透斑为要。若斑出热不解者，胃津亡也，主以甘寒，重则如玉女煎（此句根据《温热经纬》增一"如"字）；轻则梨皮、蔗浆之类。或其人肾水素亏，虽未及下焦，先自彷徨矣。此必验之于舌。如甘寒之中加入咸寒，务在先安未受邪之地，恐其陷入耳。"

《温热论·第六章·卫、气、营、血看法》："大凡看法，卫之后方言气，营之后方言血。在卫汗之可也，到气才宜清气，入营分犹可透热转气，如犀角、元参、羚羊等物，入血就恐耗血动血，直须凉血散血，如生地、丹皮、阿胶、赤芍等物。否则，前后不循缓急之法，虑其动手便错，反致慌张矣。"

四、医案

《临证指南医案·卷二·吐血》："王氏　入夏呛血，乃气泄阳升，幸喜经水仍来，大体犹可无妨。近日头胀，脘中闷，上午烦倦，是秋暑上受，防发寒热。竹叶　飞滑石　杏仁　连翘　黄芩　荷叶汁。"

《临证指南医案·卷二·吐血》："江　积瘀在络，动络血逆。今年六月初，时令暴热，热气吸入，首先犯肺，气热血涌。强降其血，血药皆属呆滞，而清空热气，仍蒙闭于头髓空灵之所，诸窍庳塞，鼻塞瘜肉，出纳之气，都从口出，显然肺气郁蒸，致脑髓热蒸，脂液自下，古称烁物消物莫如火。但清寒直泄中下，清空之病仍然，议以气分轻扬，无取外散，专事内通，医工遇此法则，每每忽而失察。暑热郁肺阻窍　连翘　牛蒡子　通草　桑叶　鲜荷叶汁　青菊花叶　临服，入生石膏末，煎一沸。"

《临证指南医案·卷二·吐血》："某二三　以毒药熏疮，火气逼射肺金，遂令咳呛痰血，咽干胸闷，诊脉尺浮。下焦阴气不藏，最虑病延及下，即有虚损之患。姑以轻药，暂清上焦，以解火气。杏仁三钱　绿豆皮三钱　冬瓜子三钱　苡仁三钱　川贝一钱半　兜铃七分。"

《临证指南医案·卷二·吐血》："严四二　脉数涩小结，痰血经年屡发，仍能纳食应酬。此非精血损怯，由乎五志过动，相火内寄肝胆，操持郁勃，皆令动灼，致络血上渗混痰火。必静养数月方安，否则木火劫烁，胃伤减食，病由是日加矣。丹皮　薄荷梗　菊花叶　黑栀　淡黄芩　生白芍　郁金　川贝。"

《临证指南医案·卷二·吐血》："赵四一 虚不肯复谓之损，纳食不充肌肤，卧眠不能着左，遇节令痰必带血，脉左细，右劲数，是从肝肾精血之伤，延及气分。倘能节劳安逸，仅堪带病永年。损症五六年，无攻病之理，脏属阴，议平补足三阴法。人参 山药 熟地 天冬 五味 女贞。"

《临证指南医案·卷二·吐血》："某四九 血来稍缓，犹能撑持步履，乃禀赋强健者，且能纳谷，阳明未败可验，而脉象细涩，阴伤奚疑。北沙参一钱半 扁豆一两 参三七一钱半 炒麦冬一钱 茯神三钱 川斛三钱。"

《临证指南医案·卷二·吐血》：施二二 呛血数发，是阳气过动，诊脉已非实热。夏至一阴来复，预宜静养迎其生气，秋分后再议。生脉六味去丹、泽，加阿胶、秋石、蜜丸。"

《临证指南医案·卷二·吐血》："金氏 脉细，左小促，干咳有血，寒热身痛，经水先期，渐渐色淡且少，此脏阴伤及腑阳，奇脉无气，内损成劳，药难骤效。生地 阿胶 牡蛎 炙草 麦冬 南枣。"

《临证指南医案·卷二·吐血》："江二二 少壮情志未坚，阴火易动，遗精淋沥有诸。肾水既失其固，春木地气上升，遂痰中带血。入夏暨秋，胃纳不减，后天生旺颇好，不致劳怯之忧，但酒色无病宜节，有病宜绝，经年之内屏绝，必得却病。熟地水制 萸肉 山药 茯神 湖莲 远志 五味 黄柏 芡实 金樱膏丸。"

《临证指南医案·卷二·吐血》："某 《内经》分上下失血，为阴络、阳络，是腑络取胃，脏络论脾。今饮食甚少，柔腻姑缓，上下交病，治在中焦。其午火升烦嗽，亦因血去阴伤。以胃药从中镇补，使生气自充也。人参 茯苓 白术 炙草 扁豆 白芍 山药。"

《临证指南医案·卷二·吐血》：又 因触胁气闪，络血复上，过戌亥时自缓，早上诊脉，细促无神，左目珠痛，假寐喉息有音，足胫冰冷，皆血冒不已，孤阳上升，从肝肾引阳下纳法。人参 熟地炭 炒杞子 茯神 淡菜 炒牛膝 四服。"

《临证指南医案·卷二·吐血》：又 每下午戌亥，少阴厥阴龙相上越，络中之血，随气火上升。考五行之中，无形有声，莫如风火。此皆情志之变动，必须阳潜阴固，方免反复也。人参河车胶 大熟地 五味 炒杞子 茯苓 炒牛膝

倘呛逆有声，加青铅；喉痒痛，加阿胶、秋石；火升用秋石汤煎药，加女贞子；便秘加咸苁蓉、柏子仁。血止几日，或涉思虑恼怒，复有胁痛减食不甘，乃少阳木火犯脾，当泄胆益土，用四君加丹皮、桑叶。"

《临证指南医案·卷二·吐血》："邹二四 向有失血，是真阴不旺。夏至阴生，伏天阳越于表，阴伏于里，理宜然矣。无如心神易动，暗吸肾阴，络脉聚血，阳触乃溢，阴伏不固，随阳奔腾。自述下有冲突逆气，血涌如泉，盖任脉为担任之职，失其担任，冲阳上冲莫制，皆肾精肝血不主内守，阳翔为血溢，阳坠为阴遗，腰痛足胫畏冷，何一非精夺下损现症。经言精不足者补之以味，药味宜取质静填补，重者归下，莫见血以投凉，勿因嗽以理肺，若此治法，元海得以立基，冲阳不来犯上，然损非旬日可复，须寒暑更迁，凝然不动，自日逐安适，调摄未暇缕悉也。人参三钱 熟地炒松成炭四钱, 冷水洗一次 鲜河车膏一钱和服 茯苓一钱半 炒黑枸杞子一钱半 北五味一钱研 沙苑一钱半 紫石英五钱生研 血脱益气，用人参熟地两仪煎方，谓人参同阴药则补阴；茯苓入阳明，能引阴药入于至阴之乡；河车血肉温养，同石英收镇冲脉，兼以包固大气之散越；五味酸收，领其气液；枸杞温润，同沙苑之松灵入肝络；参方中之药，应乎取味，况肝肾之病，同一治也。"

《临证指南医案·卷二·吐血》："娄二八 思虑太过，心阳

48

扰动，吸伤肾阴，时时茎举，此失血皆矫阳独升。夜不得寐，归家谈笑怡情可安。人中白　龟腹甲　知母　黄柏。"

《临证指南医案·卷二·吐血》："钱　交夏阳气大升，阴根失涵，火升血溢，必在晡刻。冲年大忌，身心少持，必使阳和阴守为要。生地　阿胶　淡菜　牛膝炭　茯神　川斛。"

《临证指南医案·卷二·吐血》："某　血后气冲，形寒，法当温纳。血后冲气上逆　茯苓三钱　粗桂枝八分　炙草五分　五味七分。"

《临证指南医案·卷二·吐血》："何　早晨未进饮食，咳逆自下焦上冲，有欲呕之象。虚里左胁，呼吸牵引震动，背部四肢寒冷，入暮心腹热灼，而舌上干辣。夫阳虚生外寒，阴虚生内热，阳属腑气，主乎外卫；阴属脏真，主乎内营。由络血大去，新血未充，谷味精华，不得四布，知味容纳，而健运未能自然，胁右少舒，全系胃络，下焦阴精损伤，中焦胃阳不振。夏至初，阴不主来复，交节络血再动，总是既损难以骤复之征。大意下焦阴阳，宜潜宜固；中焦营卫，宜守宜行，用药大旨如此。至于潜心涤虑，勿扰情志，再于子午参以静功，俾水火交，阴阳偶，是药饵已外工夫，皆培植生气之助。阴阳血虚　养营汤去黄芪、远志。

又　自服养营汤，温补足三阴脏法，半月来诸症皆减，惟午余心腹中热未罢。凡精血久损，理必质重味厚填纳空隙。只因中焦运纳不旺，况长夏时令，热最耗气，议早进通阳守阴，晚用益中消暑，冀其生旺，非攻病也。午服　生脉散。早服　人参　熟地　杞子　当归　苁蓉　肉桂　茯神　五味。"

《临证指南医案·卷二·吐血》："某妪　操持怫郁，五志中阳动极，失血呛咳有年，皆缘性情内起之病，草木难以奏安。今形色与脉，日现衰惫，系乎生气克削，虑春半以后，地气升，阳气泄，久病伤损，里真少聚。冬春天冷主藏，总以摄补足三阴脏，扶持带病延年，就是人工克尽矣。人参　炒白芍　熟地炭　五味　炙草　建莲。"

《临证指南医案·卷二·吐血》："宋　脏脉附背，督脉行身之背。足少阴真气不摄，唾中有血，吸气少入，而腰脊酸楚，寐泄魄汗，皆真气内损；若加嗔怒，再动肝阳，木火劫烁脂液。春木日旺，调之非易。水制熟地　蜜炙五味　女贞　茯神　川斛　炒山药　芡实　湖莲。"

《临证指南医案·卷二·吐血》："郑二八　虚损四五年，肛漏未愈，其咳嗽失血，正如经旨阴精不主上奉，阳气独自升降。奈何见血投凉治嗽理肺，病加反复，胃困减食。夫精生于谷，中土运纳，则二气常存。久病以寝食为要，不必汲汲论病。生黄芪　黄精　诃子肉　白及　苡仁　南枣　淡水熬膏，不用蜜收，略饥用五钱参汤送。"

《临证指南医案·卷二·吐血》："某五五　向衰之年，夏四月时令，阳气发泄，遇烦劳身中气泄，络血外溢，脏液少涵，遂痰嗽不已。俗医见嗽，愈投清肺滋阴，必不效验。此非少年情欲阴火之比，必当屏烦戒劳，早进都气，晚进归脾，平补脏真。再用嗽药，必然胃减。脾肾兼虚"

《临证指南医案·卷二·吐血》："邵六八　脉坚，形瘦久咳，失血有年，食物厌恶，夜寝不适，固以培本为要。所服七味、八味汤丸，乃肝肾从阴引阳法，服之不效，此液亏不受桂、附之刚。当温养摄纳其下，兼与益胃津以供肺。晨服　熟地　苁蓉　杞子　五味　胡桃肉　牛膝　柏子仁　茯苓　蜜丸　晚服　人参　麦冬　五味　炙草　茯苓　鲜莲子　山药。"

《临证指南医案·卷二·吐血》："席　半月前恰春分，阳气正升，因情志之动，厥阳上燔致咳，震动络中，遂令失血。虽得血止，诊右脉长大透寸部，食物不欲纳，寐中呻吟呓语，由至阴损及阳明，精气神不相交合矣。议敛摄神气法。人参　茯神　五

味　枣仁　炙草　龙骨　金箔。

又　服一剂，自觉直入少腹，腹中微痛，逾时自安。此方敛手少阴之散失，以和四脏，不为重坠，至于直下者，阳明胃虚也。脉缓大长，肌肤甲错，气衰血亏如绘，姑建其中。参芪建中汤去姜。

又照前方去糖加茯神。

又诊脾胃脉，独大为病。饮食少进，不喜饮水，痰多嗽频，皆土衰不生金气。《金匮》谓男子脉大为劳，极虚者亦为劳。夫脉大为气分泄越，思虑郁结，心脾营损于上中，而阳分萎顿；极虚亦为劳，为精血下夺，肝肾阴不自立，若脉细欲寐，皆少阴见症。今寝食不安，上中为急，况厥阴风木主令，春三月，木火司权，脾胃受戕，一定至理，建中理阳之余，继进四君子汤，大固气分，多多益善。"

《临证指南医案·卷二·吐血》："徐四八　因积劳，久嗽见血，是在内损伤。先圣曰：劳者温之，损者益之。温非热药，乃温养之称，甘补药者，气温煦、味甘甜也。今医见血投凉、见嗽治肺最多，予见此治法，胃口立即败坏者不少，归脾去木香、黄芪加杞子。"

《临证指南医案·卷二·吐血》："杜二八　积劳思虑，内损失血。久病秋季再发，乃夏暑气泄，劳则气愈泄不收，络空动沸，此与阴虚有别。色脉胃减，凉降非法。人参建中汤。"

《临证指南医案·卷二·吐血》："庞　血大去，则络脉皆空，其伤损已非一腑一脏之间矣。秋分寒露，天气令降，身中气反升越，明明里不肯收摄，虚象何疑。今诊脉弱濡涩，肢节微冷，气伤上逆，若烟雾迷离，熏灼喉底，故作呛逆。大旨以上焦宜降宜通，下焦宜封宜固，得安谷崇土，再商后法。人参　炒黑杞子　炒黑牛膝　茯神　生苡仁　炒山药。

又　血止，纳谷甚少，不饥泄泻，此脾胃大困，阴火上触，

51

面赤忽嘈。先理中宫，必得加餐为主，大忌寒凉治嗽，再伐脾胃生气。人参　茯神　新会皮　山药　炙草　炒白芍。

又脉右濡，左未敛。人参　茯神　熟术　广皮　南枣。

又左脉静而虚，右如数，初进谷食，宜培中宫，霜降后五日，以丸剂摄下。人参　茯神　熟术　广皮　南枣　炒白芍　炙草。"

《临证指南医案·卷二·吐血》："陈　脉如数，痰嗽失血，百日来反复不已，每咳呕而汗出，此属气伤失统，络血上泛。凡寒凉止血理嗽，不但败胃妨食，决无一效。从仲景元气受损，当进甘药，冀胃土日旺，柔金自宁。黄芪　生白芍　五味　炙草　南枣　饴精。"

《临证指南医案·卷二·吐血》："陆　脉细形瘦，血后久咳不已，复加喘促，缘内损不肯充复。所投药饵，肺药理嗽居多。当此天令收肃，根蒂力怯，无以摄纳，阴乏恋阳，多升少降，静坐勉可支撑，身动勃勃气泛，所纳食物，仅得其悍气，未能充养精神矣。是本身精气暗损为病，非草木攻涤可却，山林寂静，兼用元功，经年按法，使阴阳渐交，而生生自振，徒求诸医药，恐未必有当，建中汤去姜，加茯苓。"

《临证指南医案·卷二·吐血》："董三六　此内损症，久嗽不已，大便不实。夏三月，大气主泄。血吐后，肌肉麻木，骨痿酸疼，阳明脉络不用。治当益气，大忌肺药清润寒凉。黄芪　炙草　苡仁　白及　南枣　米糖。"

《临证指南医案·卷二·吐血》："李三一　饮酒少谷，中气先虚，酒力温散助热，络血随热气以上沸。血止之后，顿然食减脘痞，显是中气已困败，静坐精舒，烦言咳急。当以调中为急，若见血见咳，即投寒凉，清阳愈伤，日就败坏矣。虽酒客忌甘，然救其苦寒药伤，勿拘此例。戊己去术，加南枣。"

《临证指南医案·卷二·吐血》："顾二八　劳心，神耗营损，上下见血，经年日衰，今勉纳谷不饥，中焦因不至运。滋阴清肺，更令伤中，无却病好药，欲冀其安，须山居静养，寒暑无害，方得坚固，异功散。"

《临证指南医案·卷二·吐血》："朱二二　秋暑失血，初春再发，诊脉右大，颇能纳食。《金匮》云：男子脉大为劳，极虚者亦为劳。要之大者之劳，是烦劳伤气；脉虚之劳，为情欲致损。大旨要病根驱尽，安静一年可愈。生黄芪　北沙参　苡仁　炙草　白及　南枣。"

《临证指南医案·卷二·吐血》："冯四五　脉弦劲，按之空豁。久嗽先有汋血，大便不实，近又嗽血，是积劳久损，阴阳两亏，今食不欲餐。先宜甘温益气，但贫窘患此，参苓未能常继，斯为难调。人参　黄芪　茯苓　炙草　苡仁　白及。"

《临证指南医案·卷二·吐血》："许四四　频频伤风，卫阳已疏，而劳怒亦令阳伤，此失血症，当独理阳明，胃壮则肝犯自少。脉右空大可证，若三阴之热蒸，脉必参于左部。胃阳虚卫疏　人参一钱　黄芪三钱　炙草五分　煨姜一钱　南枣二钱。

又　甘温益胃，血止五日，食腥嗔怒，血咳复来。不独卫阳疏豁，络脉空动若谷，岂沉寒堵塞，冀获片时之效？倘胃口拒纳，无法可投。按脉微涩。议治心营肺卫。人参　黄芪　炙草　南枣　白及　茯神　枣仁。"

《临证指南医案·卷二·吐血》："丁二七　夏季痰嗽，入冬失血。自述昼卧安逸，微寒热不来，则知二气已损伤，身动操持，皆与病相背。脉大无神，面无膏泽，劳怯不复元大著。温养甘补，使寝食两安，若以痰嗽为热，日饵滋阴润肺，胃伤变症，调之无益，归芪异功散。"

《临证指南医案·卷二·吐血》："冯　诊脉左手平和，尺中微动；右手三部，关前动数，尺脉带数。夜卧不寐，咳呛有血，昼日咳呛无血，但行走微微喘促。夫阴阳互为枢纽，隆冬天气藏纳，缘烦心劳神，五志皆动，阳不潜伏，当欲寐之时，气机下潜，触其阳气之升，冲脉升动，络中之血，未得宁静，随咳呛溢于上窍，至于步趋言谈，亦助其动搏气火，此咳呛喘息失血，同是一原之恙。当静以制动，投药益水生金，以制君相之火，然食味宜远辛辣热燥。凡上实者必下虚，薄味清肃上焦，正谓安下，令其藏纳也。愚见约方，参末俟裁。劳心过度阳升 生扁豆一两勿碎 麦冬二钱 川斛一钱半 上阿胶二钱 小根生地二钱 真北沙参一钱半。

又 诊脉同前述，心中怯冷，交四更咽中干，咳呛连声，必血已盈口。论心营肺卫，皆在上焦，更拟敛心液滋肺津一法。炒枣仁五钱勿研 鲜生地三钱 天冬一钱 炒麦冬一钱 茯神一钱半 黑牛膝一钱半 茜草一钱 参三七一钱磨冲。

又 熟地四钱 生地二钱 天冬一钱 麦冬一钱 北沙参三钱 茯神一钱 卧时服天王补心丹。”

《临证指南医案·卷二·吐血》："某四九 脉右涩，初气冲失血，咳逆，能食，无味，血来潮涌，乃阳明胃络空虚，血随阳升而然。法当填中为要着，莫见血治咳，而用肺药，斯症可图，正在此欤。大淡菜一两 生扁豆五钱 麦冬三钱 川斛三钱 茯神三钱 牛膝炭一钱半。”

《临证指南医案·卷二·吐血》："徐 阴脏失守，阳乃腾越，咳甚血来，皆属动象。静药颇合，屡施不应，乃上下交征，阳明络空，随阳气升降自由。先以柔剂填其胃阴，所谓执中近之。《金匮》麦门冬汤去半夏加黄芪。”

《临证指南医案·卷二·吐血》："陶四一 两年前吐血咳嗽，夏四月起。大凡春尽入夏，气机升泄，而阳气弛张极矣，阳既多动，阴乏内守之职司，络血由是外溢。今正交土旺发泄，欲病气候，急养阳明胃阴，夏至后，兼进生脉之属，勿步趋于炎熇烈日之中，可望其渐次日安。《金匮》麦门冬汤去半夏。”

54

《临证指南医案·卷二·吐血》："万　脉数左坚，当夏四月，阳气方张，陡然嗔怒，肝阳勃升，络血上涌，虽得血止，而咳逆欲呕，眠卧不得欹左，此肝阳左升太过，木失水涵，阴亏则生热，是皆本体阴阳迭偏，非客邪实火可清可降之比。最宜恬澹无为，安静幽闲，经年不反，可望转偏就和，但图药治，胃减损怯矣。经云：胃咳之状，咳逆而呕。木犯胃土贯膈，即至冲咽入肺，肺衰木反刑金。从《内经》甘缓以制其急。米炒麦冬　糯稻根须　女贞子　茯神　生甘草　南枣肉。

又　乙癸同治，益胃养阴。人参秋石汤洗，烘干为末　生地　熟地　天冬　麦冬　以人参末收实。"

《临证指南医案·卷二·吐血》："某　血去胃伤，当从中治，况五年前劳怒而得病，肝木无不克土，医者温补竞进，气壅为胀，至夜咽干无寐，食物不思，杳不知味，为呕为咳，全是胃阳升逆。经云：胃不和，则卧不安。而阳不潜降，似属浊气胶痰有形之物，阻挠升降而然。古人有二虚一实，当先治实，以开一面之文。余从胃病为主，制肝救中，理气清膈，乃不足中有余圆通之治，此机勿得乱治。人参　枳实　半夏　杏仁　甘草　竹茹　生姜　大枣。"

《临证指南医案·卷二·吐血》："李　暴怒，肝阳大升，胃络血涌甚多，已失气下行为顺之旨。仲淳吐血三要云：降气不必降火。目今不饥不纳，寒腻之药所致。炒苏子　降香汁　山栀　炒山楂　郁金　茯苓　川斛　丹参。"

《临证指南医案·卷二·吐血》："蔡三七　水寒外加，惊恐内迫，阴疟三年，继患嗽血，迄今七年，未有愈期。询及血来紫块，仍能知味安谷，参其疟伤惊伤，必是肝络凝瘀，得怒劳必发，勿与酒色伤损。乱投滋阴腻浊之药，恐胃气日减，致病渐剧。血络痹阻 桃仁三钱　鳖甲三钱　川桂枝七分　归须一钱　大黄五分　茺蔚子二钱。"

《临证指南医案·卷二·吐血》:"陆　交春分前五日，肝木升旺之候，涩血大吐，胸脘不爽，此久郁气火灼热，神志失守，遂多惊恐。络中之血，随火升气逆而上，当先降其气，不宜寒苦碍阻。苏子　降香　丹参　楂肉　桃仁　郁金　茯苓　黑栀皮。"

《临证指南医案·卷二·吐血》:"程四一　脉左弦，右小濡，据病原起于忧郁，郁勃久而化热，蒸迫络脉，血为上溢，凝结成块者，离络留而为瘀也。血后纳食如昔，是腑络所贮颇富，况腑以通为用，血逆气亦上并，漉漉有声，皆气火旋动，非有形质之物。凡血病五脏六腑皆有，是症当清阳明之络为要，至于病发，当治其因，又不必拘执其常也。枇杷叶　苡仁　茯苓　苏子　桑叶　丹皮　炒桃仁　降香末。"

《临证指南医案·卷二·吐血》:"方四二　忧思怫郁，五志气火内燔，加以烟辛泄肺，酒热戕胃，精华营液，为热蒸化败浊。经云：阳络伤则血外溢。盖胃络受伤，阳明气血颇富，犹勉强延磨岁月，至于阳明脉络日衰，斯背先发冷，右胁酸疼，而咳吐不已。胃土愈惫，肝木益横，厥阳愈逆，秽浊气味，无有非自下泛上。大凡左升属肝，右降属肺，由中焦胃土既困，致有升无降，壅阻交迫，何以着左卧眠，遏其升逆之威。且烦蒸热灼，并无口渴饮水之状，病情全在血络，清热滋阴之治，力量不能入络。兹定清养胃阴为主，另进通络之义，肝胆厥阳少和，冀其涩少胁通。积久沉疴，调之非易。桑叶　丹皮　苡仁　苏子　钩藤　郁金　降香　桃仁。

又　桑叶　枇杷叶　苡仁　大沙参　苏子　茯苓　郁金　降香。

又早服琼玉膏。"

《临证指南医案·卷二·吐血》:"胡六七　有年冬藏失司，似乎外感热炽，辛散苦寒，是有余实症治法。自春入夏，大气开

56

泄，日见恢恢衰倦，呼吸喉息有声，胁肋窒板欲痛，咯呛紫血。络脉不和，议以辛补通调，不致寒凝燥结，冀免关格上下交阻之累。柏子仁　细生地　当归须　桃仁　降香　茯神。"

《临证指南医案·卷二·吐血》："石三四　先有骨痛鼓栗，每至旬日，必吐血碗许，自冬入夏皆然，近仅可仰卧，着右则咳逆不已。据说因怒劳致病，都是阳气过动，而消渴舌鼙，仍纳谷如昔，姑以两和厥阴阳明之阳，非徒泛泛见血见嗽为治。怒劳血痹 石膏　熟地　麦冬　知母　牛膝。

又　石膏　生地　知母　丹皮　大黄　桃仁　牛膝。

《临证指南医案·卷二·吐血》："某　形盛脉弦，目眦黄，咳痰粘浊，呕血，此胃有湿热胶痰。因怒劳动肝，故左胁中痛，血逆而上。非虚损也，当薄味静调，戒嗔怒，百日可却。苏子降香　广皮白　生姜　桃仁　郁金　金斛　六服后，接服海粉丸半斤。"

《临证指南医案·卷二·吐血》："张氏　失血，口碎舌泡，乃情怀郁勃内因，营卫不和，寒热再炽。病郁延久为劳，所喜经水尚至。议手厥阴血分主治。犀角　金银花　鲜生地　玄参　连翘心　郁金。"

《临证指南医案·卷六·郁》："朱氏　脉弦右大，乳房刺痛，经阻半年，若遇劳怒，腹痛逆气上冲，此邪郁既久，少火化为壮火，气钝不循，胞脉遂痹。治以泄少阳补太阴，气血流利，郁热可解。胆脾气血郁 人参　柴胡　当归　白术　丹皮　甘草茯苓。"

《临证指南医案·卷六·肝火》："陆　鼻左窍有血，左肩胛臂痛，皆君相多动，营热气偏。脉得右虚左数。先以清肝通络。络热 丹皮　山栀　羚羊角　夏枯草　蚕沙　钩藤　连翘　青菊叶。"

《临证指南医案·卷七·便血》："程十七　脉沉，粪后下血。

少年淳朴得此，乃食物不和，阳络空隙所渗。与升降法。茅术　厚朴　广皮　炮姜　炙草　升麻　柴胡　地榆。

又　脉缓濡弱，阳气不足，过饮湿胜，大便溏滑，似乎不禁，便后血色红紫，兼有成块而下。论理是少阴肾脏失司固摄，而阳明胃脉，但开无合矣。从来治腑，以通为补，与治脏补法迥异。先拟暖胃通阳一法。生茅术　人参　茯苓　新会皮　厚朴　炮附子　炮姜炭　地榆炭。”

《临证指南医案·卷七·便血》：“叶　嗔怒动肝，络血乃下，按之痛减为虚。夫肝木上升，必犯胃口，遂胀欲呕。清阳下陷，门户失藏，致里急便血，参、术、炮姜，辛甘温暖，乃太阴脾药，焉能和及肝胃？丹溪云：上升之气，自肝而出，自觉冷者，非真冷也。驻车丸二钱。”

《临证指南医案·卷七·便血》：“程四六　少阳络病，必犯太阴。脾阳衰微，中焦痞结，色痿如瘁，便后有血。论脾乃柔脏，非刚不能苏阳，然郁勃致病，温燥难投，议补土泄木方法。人参　当归　枳实汁　炒半夏　桑叶　丹皮　参、归养脾之营，枳、半通阳明之滞，桑、丹泄少阳之郁。”

《临证指南医案·卷七·便血》：“蔡三八　脉濡小，食少气衰，春季便血，大便时结时溏，思春夏阳升，阴弱少摄。东垣益气之属升阳，恐阴液更损，议以甘酸固涩，阖阳明为法。阳明不阖　人参　炒粳米　禹粮石　赤石脂　木瓜　炒乌梅。”

《临证指南医案·卷七·便血》：“某十八　便后下血，此远血也。脾不统血　焦术一钱半　炒白芍一钱半　炮姜一钱　炙草五分　木瓜一钱　炒荷叶边二钱。

方脉小左数，便实下血，乃肝络热腾，血不自宁。医投参、芪、归、桂甘辛温暖，昧于相火寄藏肝胆。火焰风翔，上蒙清空，鼻塞头晕，呛咳不已。一误再误，遗患中厥。夫下虚则上实，阴伤肠阳浮冒，乃一定至理。血去阴伤虚阳上冒　连翘心　竹叶

58

心　鲜生地　元参　丹皮　川斛。

又　下血阴伤走泄，虚阳上升，头目清窍。参、芪、术、桂辛甘助上，致鼻塞耳聋。用清上五、六日，右脉已小，左仍细数，乃阴亏本象。下愈虚则上愈实，议以滋水制火之方。生地元参　天冬　川斛　茯神　炒牛膝。

又脉左数，耳聋胁痛，木失水涵养，以致上泛。用补阴丸。补阴丸五钱　又虎潜丸羊肉胶丸。"

《临证指南医案·卷七·便血》："陈三七　脉左虚涩、右缓大，尾闾痛连脊骨，便后有血，自觉惶惶欲晕，兼之纳谷最少，明是中下交损，八脉全亏。早进《青囊》斑龙丸，峻补玉堂、关元，暮服归脾膏，涵养营阴。守之经年，形体自固。鹿茸生切薄另研　鹿角霜另研　鹿角胶盐汤化　柏子仁去油烘干　熟地九蒸韭子盐水浸炒　菟丝子另磨　赤白茯苓蒸　补骨脂胡桃肉捣烂蒸一日，揩净炒香　上溶膏炼蜜为丸。每服五钱，淡盐汤送。

鹿茸壮督脉之阳，鹿霜通督脉之气，鹿胶补肾脉之血，骨脂独入命门，以收散越阳气，柏子凉心以益肾，熟地味厚以填肾，韭子、菟丝就少阴以升气固精，重用茯苓淡渗，本草以阳明本药，能引诸药，入于至阴之界耳。不用萸味之酸，以酸能柔阴，且不能入脉耳。"

《临证指南医案·卷七·便血》："陈氏　脉小，泻血有二十年。经云：阴络伤，血内溢。自病起十六载，不得孕育。述心中痛坠，血下不论粪前粪后。问脊椎腰尻酸楚，而经水仍至，跗膝常冷，而骨髓热灼，由阴液损伤，伤及阳不固密。阅频年服药，归、芪杂入凉肝，焉是遵古治病？议从奇经升固一法。奇脉伤　鹿茸　鹿角霜　枸杞子　归身　紫石英　沙苑　生杜仲　炒大茴补骨脂　禹余粮石　蒸饼浆丸。"

《临证指南医案·卷七·便血》："计　瘀血必结在络，络反肠胃而后乃下，此一定之理。平昔劳形奔弛，寒暄饥饱致伤，苟能安逸身心，瘀不复聚。不然年余再瘀，不治。_{血瘀在络} 旋覆花 新绛 青葱 桃仁 当归须 柏子仁。"

《临证指南医案·卷八·衄》："程 从前衄血，都以养阴益气而愈，知非实热，皆劳役阳冒，以致阴血之动也。今壮年肌肉不充，身动气促如喘，口中腻涎浊沫，竟是肾精带伤，收纳失职之象。急急保养，远戒酒色，犹可向安。熟地 人参 黄肉 湖莲 芡实 补骨脂 山药粉丸。"

《临证指南医案·卷八·衄》："某食烧酒辛热，及青梅酸泄，遂衄血咳嗽，心腹极热。五味偏胜，腑阳、脏阴为伤。此病以养胃阴和法。_{酒热伤胃} 生白扁豆 北沙参 麦冬 白粳米。"

《临证指南医案·卷八·牙》："王四一 酒客牙宣，衄血、痰血，形寒内热，食少。阴药浊味姑缓。_{阴虚火炎} 小黑豆皮 人中白 旱莲草 川斛 左牡蛎 泽泻。"

《临证指南医案·卷九·癥瘕》："葛四一 用丹溪小温中丸，胀利自减，知肠胃湿热，皆阻腑阳之流畅，水谷之气，不主游溢。瘕属气聚，癥为血结，由无形酿为有形。攻坚过急，药先入胃，徒致后天气乏，恐胀病必至矣。俗有痞散成蛊之说，可为治此病之戒律。_{湿热结癥} 老韭根_{生晒一两} 桃仁_{一两} 生香附_{一两} 炒楂肉_{一两} 当归须_{一两} 山甲片_{一两} 小茴香_{三钱} 桂枝木_{三钱}。"

《临证指南医案·卷九·热入血室》："吴氏 热病十七日，脉右长，左沉，舌痿饮冷，心烦热，神气忽清忽乱，经来三日患病，血舍内之热气，乘空内陷。当以瘀热在里论病，但病已至危，从蓄血如狂例。_{蓄血} 细生地 丹皮 制大黄 炒桃仁 泽兰 人中白。"

第四章　何梦瑶

一、医家小史

何梦瑶（1693～1764），字报之，号西池，晚年自称研农，广东南海人，清代岭南名医。何氏推崇刘完素、朱震亨学说，认为针对火热、痰湿的理论更适合岭南地理气候及疾病的用药特点。何氏学识渊博，通诗文、音律、算术、历法，尤其精于医学，对中医的五脏生克学说与阴阳、水火、虚实、气血等基本理论有其深刻的见解。其著作较丰，有《医碥》《伤寒论近言》《妇科辑要》《儿科辑要》《痘疹辑要》《本草韵语》《追痨仙方》《神效脚气方》《针灸吹云集》《乐只堂汤头歌诀》《人子须知》《医方全书》等。其中代表作《医碥》以临证医学为主，在清代医学中有一定地位。书中与血症相关的内容很多，对世人颇有启发。

二、论血挈要

1. 血理论

何梦瑶非常注重血与脏腑、血与气、先后天、水火与气血的关系等，并且有较深刻的认识。

关于血之生成与脏腑关系的认识。何梦瑶认为，参与血液化生的主要脏腑除脾、胃和肾外，更重视心火在其中的作用。《医碥》指出血为天一之水，即胃受谷气，经心火而蒸化成血，如《医碥·气血》："经谓营气出于中焦，又谓心生血，不过以胃受谷气，蒸化成血，血色之赤，禀于心火为言耳。"

基于前人对精、津均与血同源的认识，何梦瑶指明，精、津等阴液之所以能与血相互转化，是通过心火的作用。如《医碥》："精、髓、血、乳、汗、液、津、涕、泪、溺，皆水也，并属于肾。而血色独红者，血为心火之化。肾属水，心属火，水交于火而血以成，以其为心火所成。故《经》谓心生血，又云血属于心。"可见心火在血的生成中有重要作用。

有关水火与气血之先后天关系。《医碥》对水火与气血的关系作了详细的论述。何梦瑶认为，水火气血均为先天，其中水火为先天之先天，血气为先天之后天。他解释说，小儿在胎中时，气血已经具备，故气血是先天所生；而气是火，血是水，用六味补水，八味补火，故水火亦是后天所养。故不可认为气血为后天，水火为先天，这是轻气血而重水火。何梦瑶指出，"有生之初，胎孕始结，形如露珠，父母之精气也。是水火乃先天之先天，数月形成，而后血气具，是血气为先天之后天。若夫既生之后，饮食所长养之气血，其为后天，又不待言矣"。故水火气血有先后天之说。何氏强调先天为后天之根，故水火为气血之源。由于下焦为中上之根，故肾命为水火之本。

先天之血要靠后天之血补充。何梦瑶认为血先天已有，并非全是水谷精微通过脾胃所化生的后天之血。而先天亦分先天之先天与先天之后天。何梦瑶认为，父母精气是胎儿气血的物质基础，即先天之先天。数月后血气具足，血气是父母的精气所化生，为先天之后天。由此可知，父母精气是先天之血的基础，血气先由精气所化。如《医碥》："盖言胃中水谷之清气，借脾运化成血，故曰化生于脾。然儿在胎中，未尝饮食，先己有血，可见血为先天之水，不过借后天为长养，非全靠后天也。"

但是先天之血的补充、长养离不开后天之血的重要作用。出生后，通过中焦脾胃吸收水谷精微化生的后天气血对先天化生的气血进行不断的补充长养，以维持人体气血的充足，故其认为

62

"气与血并，根抵于先天，而长养于后天"，进一步说明先后天之血的关系。

何梦瑶不仅强调气血是先天所化生，而且还从治疗角度阐明先后天之血的关系。如《医碥》："气即火也，血即水也，儿在胎中气血已具足，气血亦先天所生；六味补水，八味补火，是水火亦后天所养。"临证时通过用六味地黄丸、八味肾气丸补阴液、补阳气，是通过补益水火而使气血得以充盛。这一先天之血及先后天之血的关系对拓展我们理解血生成思路有一定的启发作用。

先天为重，后天为要。何梦瑶基于先后天之血的关系还提出先天为重，后天为要的认识，认为"气血一有偏胜，其致自饮食者调之甚易，其禀于胎气者治之甚难，故先天为重。然不以畏难而度治，全赖饮食以救弊补偏，故后天为要也"。这一认识对后世辨治血病有重要的指导意义。

血随气运行，气受血羁束。何梦瑶认为，阴从乎阳，血从乎气，故《医碥》指出血与气的关系为血随气运行于内，气受血之羁束而立。气若无血羁束则不循经，血则亦出于脉道。故气与血关系密切，相互为用。如《医碥·气》："血气之常，阴从乎阳，随气运行于内，苟无阴以羁束则气何以树立。其行也慄疾不循经而出于脉道之外，实于表而后返于里。"这一认识使我们更进一步理解了气与血的相互关系。

2. 临床表现

《医碥》中对血证所致各种表现论述得比较详细，并附有治疗方药。如蓄血可致肿胀，宜治以活血化瘀之法，先以桃仁承气汤治疗，势重者可用抵当汤下之，或代抵当丸。虚人不可下者，且以当归活血散调治。瘀血可致发黄，治以桃仁承气汤下尽黑物则愈。瘀血可反胃噎膈，如当食物下咽，觉屈曲自膈而下，梗涩微痛，多是瘀血所致，用前药后，以代抵当丸行之。"瘀血在膈间，阻碍饮食，代抵当丸，芥子大三钱，去枕仰卧，细细咽之，令搜尽停积，天明利下恶物，将息自愈。五灵脂为末，黄犬胆汁和丸，龙眼大，每服一丸，好黄酒温服三次，亦行瘀之妙剂也。"血虚、血瘀均可致大便不通，血虚治以麻仁丸，四顺饮子吞润肠丸。若燥实坚，腹满痛，可用承气汤治疗。老人产妇血秘可用苁蓉润肠丸、更衣丸、四物汤、麻仁、杏仁等辛润之品。瘀血致便秘宜治以破瘀导滞为主。血热、血虚、血瘀、血冷、死血均可致血淋，治疗以归尾、土牛膝、赤芍、玄胡、车前、泽泻、郁金、山栀、刘寄奴为主。若血瘀所致加红花、五灵脂；血热所致加生地；血虚所致用六味地黄丸加车前子、牛膝；血冷所致用肾气丸；死血用牛膝膏等。

除此之外，血虚还可致发热、潮热、头痛、项强痛、背脊强痛、臂痛、耳鸣、抽搐、惊、悸、恐、烦躁等症，血瘀可致发热、头痛、背脊强痛、腰痛、胁肋痛、腹痛等症。何梦瑶对这些疾病的临床表现、治则、治法均作了细致的阐述。

3. 病因病机

寒热均可致血瘀，治以汗吐下三法。《医碥》中论及汗吐下三法时指出，寒热均可致血瘀。因寒使气不运而气滞，热使气壅而致不运，气不运则热郁痰生，致血停食积而阻于中焦。由于人身气血贵通而不贵塞，故需汗吐下三法以祛邪。且祛邪即所以扶正，邪去则正复。要明此理，不可一味地认为温补稳妥而不用祛邪之法，以致贻害病人。

情志失调、劳倦过度致出血或血瘀。《医碥》中论及情志失调、劳倦过度可致血症的内容较多。如怒气上冲，血随气上则致呕血；悲则气消使气不足，不能摄血则下血；劳则气耗可致嗽血。气滞可致痰凝血瘀而由清变浊，宜治以祛痰活血以使气行瘀散。

气病致血病。血与气密切相关，气行则血行，气病可致血病。如气寒可致血行迟缓而血涩滞，气热可迫血妄行而血沸腾。血液凝滞，停于不同部位可致各种病证的发生。涩滞于皮肤则为痛痹，凝结于经络则为疽癖，瘀积于肠胃则为败腐，虚寒不摄则为脱崩，沸腾于上焦则为吐衄，流注于下焦则为便血，壅塞经脉则为痈毒，浮见皮肤则为瘢疹。亦有血干而化为痨蛊之症。虽致病非一，但其要不出或寒或热。一般瘀血尚易治，血干较为难疗。且无潮热者病轻，有潮热者较重。

4. 诊断

按出血之特征确定出血之部位。何梦瑶按照出血的特点对血出于肝、肾与胃进行了区别。认为如果是倾盆而来，如潮水之汹涌，此为雷龙之火暴发乘胃所致，此血一般由肝、肾而出。伴有喘息不定，面如醉酒，心神烦乱，少刻火退神清，面白气平，出血渐止，如果出血之势并不很急，量也不很多，是由于胃火所致。临床上要详加辨别。

以吐血之色辨病位。何梦瑶对出血之色、部位进行了描述，指出初吐之血色鲜红而散，少停一二时再吐，则血色略紫而有凝血；过一段时间再吐，则血色黑而有结块。如果是吐血不停，则初吐为上焦近血，色鲜红；后吐下之血是中下焦远血，色深红。吐后未尽之余血，色淡或糖色，或呈粉红色。

吐血有出于咽出于喉之不同。何梦瑶重视张景岳对吐血的认识，张氏认为吐虽从口出，但并非仅是吐出胃腑之血，其有出于咽与喉之不同。因喉为肺之上窍，而兼总五脏之清道，故诸脏之血皆从清道出于喉，不独是肺。咽为胃之上窍，而兼总六腑之浊道，故诸腑之血皆由浊道出于咽，不独是胃。且五脏之气亦与胃密切相关，亦皆禀于胃，故五脏之病亦影响于胃。如怒则气逆而呕血，是肝病。欲火上炎而呕血，是肾病。而其血皆由胃脘而出。可见出于喉者仅是五脏之血，而出于咽者，既有六腑之血又有五脏之血。

嗽血以痰色辨出血部位及预后。嗽血又须据其痰色辨出血之部位及预后。如痰色似玛瑙成块，是出于胃口，易治。如果是一丝一点，则是从肺脏中来，肺本身少血，但被火所逼，虽少亦出，逐渐导致肺枯成痨，难治。咳出白血，其血色浅红，似肉似肺，预后不良。

以咯唾血之伴见症辨其血出之部位及治疗方法。《医碥》中指出，咯血与嗽血为一类，是因有痰欲出，又值其失血而血随痰出。唾与吐为一类，是因火迫血而上涌，上升出至咽喉，多为吐血，少为唾血，并不费力，皆是纯血，并无痰涎夹杂其中。何梦瑶强调，咳嗽血不必泥于古人嗽属肺，咯属肾之说，吐唾血亦不必按唾属肾之论。因肾脉上入肺中，要病则两脏俱病。

何梦瑶详细论述了如何辨别血证出于哪一脏腑，指出血证由于火，如果是惊则火是起于心，怒则火是起于肝，悲伤火是起于肺，思虑火是起于脾，房劳火是起于肾，须审察起病之因才能分别清楚。并引张景岳据临床表现对出血部位进行确定之说，如失血之证，凡见喘满咳嗽，及胸膈左右皆隐隐胀痛，是病在肺。如果胸膈、膻中间觉有牵痛，如缭如丝，或懊恼嘈杂不可名状，是病在心包络。如果是胸腹膨胀，不知饥饱，食饮无味，多涎沫，是病在脾。如果是胁肋牵痛，或多怒郁，往来寒热，是病在肝。若气短似喘，声哑不出，骨蒸盗汗，咽干喉痛，动气上冲，是病在肾。如果是大呕大吐，烦渴头痛，大热不卧，是病在胃。若有其他兼证，则病不止在一脏。治疗时要据不同的脏腑施以不同的治法，如"肺病宜清降，不宜升浮。心病宜养营，不宜耗散。脾病宜温中，不宜酸寒。肝病或宜疏利，或宜甘缓，不宜秘滞。肾病宜壮水，宜滋阴，不宜香燥克伐。胃病或宜大泻，或宜大补，当察虚实"。这些内容条分缕析，分析深入，对指导临床血证的治疗有重要意义。

便血以痛与色辨证。下血以痛与不痛、色鲜与不鲜辨证。若

66

下血腹中痛，血色鲜红，为热毒所致，用芍药黄连汤治疗。若腹不痛，血色不鲜，或紫黑如豆汁，为湿毒所致，用黄连汤治疗。

便血以血与便之先后不同断出血部位。何梦瑶根据出血先后辨出血部位，如先血而后粪，是近血，为出于大肠，用槐花、条芩、乌药治疗；若是先粪而后血，是远血，为出于胃与小肠，用石膏、山栀、乌药治疗。

以面色断血证。白色属肺，主气血虚寒。若面白而无神，为肝泄脱血。面白而青，为气寒血凝。

以鼻色断血证。如果鼻头色是黑黄而发亮，为有瘀血之征。

以唇色断血证。若唇色淡而且四周起白晕，为亡血之象。

以血色辨血证。何梦瑶指出，心火不足可致血虚，心气不足、心火盛均可致血瘀，如《医碥·气血》："血为心火之化。……心火不足，则血色淡；心气虚寒，则血凝而紫黑；……亦有火盛血瘀而色紫黑者。"因心火不足，血之生成减少，则血虚失于濡养而色淡。若心气虚寒，寒则凝血，或心火盛而煎血为瘀，而见色紫而黑。这为临床血证辨识提供了一定的思路。

以脉诊出血病证。何梦瑶非常重视脉诊在辨治血症中的作用。在《医碥》中其论述道：脉浮数，风热上攻可为吐衄。脉浮虚，为表阳虚，可致咳血。脉浮大，为气实血虚，可见失血。脉浮滑，为风痰，可见衄血。脉浮涩可见血虚气浮。脉沉迟，为里寒，可见气血瘀滞。脉沉虚，为里虚，可见泻血，下利。脉沉实，为积聚，可是血瘀之证。脉沉滑，为食痰，可有便脓血。脉沉涩，为血滞之脉。脉沉细可为血少之脉。迟涩可是血寒而滞。数滑可为血热之脉。数涩，为热灼血干。虚涩，为血液不足。虚细，为气血不足。虚大，为血虚。脉小，为血气皆少。细数，为血虚发热。芤，为失血。芤数，为亡血发热。芤迟，为气虚脱血。滑大，为多痰，多血。脉涩为血少而滞，属阴。脉涩大，为火盛血枯。涩小，为血气俱少。微濡弱，皆血气衰微之脉。濡弱，为亡血发热。脉革，为寒盛，男亡血失精，女半产漏下。脉动可见血崩。脉伏可见血滞。脉结，可见气血滞。脉促可见便脓血。

以偏头痛之部位断血虚。何梦瑶指出，若左侧偏头痛为血虚，其病机与肝有关，因肝木主风居左，左又属血，故左侧偏头痛为血虚所致。

以昼夜病变特点不同分辨是气病还是血病。何梦瑶根据昼夜之热不同，分辨热在气分还是血分，并详细分析病机，给出治法方药。如《医碥·发热》："昼热夜静是阳邪自旺于阳分也，昼静夜热是阳邪下陷于阴分也，昼夜俱热烦躁是重阳无阴，当急泻其阳峻补其阴。昼热在气分，柴胡饮、白虎汤以泻气中之火。夜热在血分，地骨皮散、清凉饮子，以泻血中之火。"何氏认为昼热夜静是热在气分，治以柴胡饮、白虎汤清气分热；昼静夜热是热在血分，治以地骨皮散、清凉饮子泻血分之热；昼夜俱热烦躁是热盛伤阴，治以大清其热，峻补其阴为法。故不同时间发热的情况不同，提示我们热邪在气在血的不同，对临床有重要的指导意义。

5. 治则治法

（1）出血证之治疗

咳血嗽血之治。咳血可由咳嗽剧烈而损伤肺络所致。其病机是由于诸火刑金而使肺叶干皱而痒，因痒则咳，咳多而损伤肺络，故咳见血。而嗽则兼有痰，痰中带有血丝，亦是由肺络所出之血。其证有轻重之别，如果较轻，多由热壅于肺所致，治以清火之法即可。如果是久嗽损肺者则较为严重，宜治以保肺为主，可以阿胶为君，伍白及、苡仁、生地、甘草、枳梗、橘红、贝母为丸，嚼化。

鼻衄之病变部位及治疗。衄行清道，是"经藏之血，多由督脉而上出"。其与小肠、膀胱、胃及阴跷、阳跷、冲脉等十二

68

经脉有关。血衄之轻症，不过涉及一经，如果严重则全身之血尽出。故并非旧时所谓之衄仅出于肺。并引《证治准绳》对鼻衄之论：鼻通于脑，血上溢于脑，所以说血从鼻而出，治宜茅花汤调止衄散。亦引嵩厓所述："鼻衄不甚，用水纸搭鼻衡，或以凉水拊项后即止。"甚者用犀角地黄汤，为对症之药。亦可用黄芩、白及各二两，水丸，治久衄效佳。如果是由于火郁阳明致衄血，若无犀角可用升麻代替，因升麻是阳明经药，可以发越阳明之气。

齿衄之病变部位及治疗。《医碥》指出，齿衄为胃、大肠、肾三经之病，因大肠脉入下齿中，胃脉入上齿中，而肾主骨，齿为骨之余。并对不同部位致出血的特点、临床表现、病因及治疗方法进行了描述。如浓酒厚味所致胃火盛之出血，其特点是血出如涌，但齿不动摇，或可见口臭、牙龈腐烂肿痛，宜治以清胃火之法，如果大便秘结可用攻下之法。如果是肾阴虚火动所致，伴口不臭，牙不痛，但齿动不坚，或微痛不甚，而牙缝时多出血，宜治以滋肾水之法，用六味丸治疗。如果是肾火虚而上浮所致，可用八味丸治疗。并引《医旨绪余》治齿衄之法，如出血甚多，皆用三制大黄末二钱，枳壳汤少加童便调下，去黑粪而愈。阳明热盛，由于冲任二脉皆附阳明，故其出血之特点是血如潮涌。如果是肾虚之出血，其血必点滴而出，齿亦悠悠而疼，不似阳明热盛之出血急且量多，比较容易分辨。

舌衄之病变部位及治疗。舌衄与心、脾、肾三脏相关。因心、脾、肾三经皆过舌，故舌上无故忽出血线，多为此三经之火所致，可治以槐花炒研末糁之（或蒲黄炒为末）。并引《证治准绳》治舌衄之法，用文蛤散治热壅所致舌出血如泉，五倍子、白胶香、牡蛎粉等分为末，每月少许糁患处。他还指出，舌衄与肝亦有关系，肝脉络于舌本，如果是肝中壅热所致舌血上涌，宜服清肝之品。

耳衄之病变部位及治疗。《医碥》指出耳衄与小肠、三焦、胆、肾关系密切，因小肠、三焦、胆三脉俱人耳中，耳又属肾，故诸经皆可致耳衄之病。治用龙骨末吹入即可血止。并提出据脉辨证用方，如果左关脉弦洪，用柴胡清肝散治疗；如果尺脉或躁或弱，用六味地黄丸治疗。

肌衄之病变部位及治疗。《医碥》指出，肌衄为血自毛孔中出，又叫血汗、脉溢。由于心主血脉，故与心有关。如果正气极虚又伴见有火出现肌衄，治以脉溢汤，方中包括人参、黄芪、当归、茯神、麦冬、石莲、朱砂、姜汁、生地。

吐血之治宜降气宜行血宜补肝。《医碥》对吐血的治法论述颇详，很有见地，指出：一宜降气。吐血为血逆行向上，故治宜降气为主，气降则火自降。不可徒以寒凉降火伤及脾胃而成泄泻之证。一宜行血：因脾寒不能行血而致血不归经，故血一行则血自归经。不可专事止血，否则有成瘀蓄积之患。一宜补肝：因肝火动是由于肝血虚所致，若治以滋肝阴则肝火自降。故宜补肝，不宜伐肝。否则用寒凉伐肝之品致阴愈虚而火愈旺。此治血三法对后世治疗血证有深远的影响。

吐血之治法用药。何梦瑶对吐血的治疗描述得非常细致，根据吐血之原因辨证治疗，并对几种吐血提供了相应的治疗方法。其中包括火热之吐血，元气虚弱之吐血，上膈壅滞之吐血，暑天之吐血，肝火盛之吐血，忧思损伤心脾之吐血，酒色过度、饥饱之吐血，劳力太过吐血不止，吐衄失血如涌及郁证吐血等。

如吐血属火热为患，可用童便使血立止。或捣侧柏叶汁，以童便二分，酒一分，混和而温饮之，止血效佳。或用白汤化阿胶二钱，发灰二钱，入童便、生藕汁、生地黄汁、刺蓟汁各一杯，仍浓磨好墨汁，顿温服。或急用加味四生饮，生荷叶、生艾叶、生柏叶、生地黄各等分，入降香，童便煎服。如果元气虚弱，即将童便浸前药，水丸，独参汤送下。或苏子降气汤，加人参、阿胶各一钱，下养正丹。如果是上膈壅滞吐血，脉有力，精神不倦，觉胸中满痛，或血是紫黑块者，"用生地黄、赤芍、当归、丹皮、荆芥、阿胶、滑石、大黄醋制、元明粉、桃仁泥之属，从大便夺之，此釜底抽薪法也。血下行后，用苡仁、百合、麦冬、地骨皮鲜者更佳。嗽渴加枇杷叶、五味子、桑白皮，有痰加贝母。皆气薄味淡，肺经之本药也。因其衰而减之，于虚劳证尤宜"。如对暑天之吐血的治疗。吐血在暑天，病人伴有口渴、面垢、头晕、干呕，用煎茅花、灯心、麦门冬汤，仍入藕节汁、侧柏汁、茅根汁、生姜汁少许，生蜜亦少许，调五苓散。如果血止，用生地黄、当归、牡丹皮、赤芍药、百草霜末煎服一二帖，却用黄芪六一汤调理。因暑气通于心，火毒刑肺，虽致吐衄，然大热伤气，其人必脉虚、气怯、体倦、息微，此惟生脉散、人参汤之属为宜，不得滥用寒凉之品。若气不甚虚，宜《局方》犀角地黄汤，或枇杷叶散，等等。

此外，何梦瑶尤其重视对虚寒吐血之证的辨治，指出，杨仁斋曰：血遇热则流，故止血多用凉药。但亦有虚寒而致血错行，治当温中，使血归经，方用理中汤加木香，或甘草干姜汤，效佳。并指出虚寒所致吐血之特点，如《医贯》所云其血必黑黯，面色必㿠白，脉必微迟，身必清凉。强调治失血之证要以胃药收功。他还提出，如果是肾寒火虚，逼阳上升，载血而出所致之吐血，其症脉沉足冷，舌必无胎，即有亦白薄而滑，虽渴不能饮冷，强饮亦不能多，少顷即吐出，面虽赤，色必娇嫩，用八味汤冷服。如果是外感寒邪，直中肾经，逼火上冲而致吐血，须服白通汤即愈。如果觉肾热，脉洪足温，又为阴不足而虚火上炎，治以去桂附，纯用六味地黄丸滋阴降火治疗。

出血证之治疗方药。何梦瑶除对吐血之因之治有详细论述，对其他出血的分析论述内容也很丰富。如："热嗽血治法，宜金沸草散见咳嗽加阿胶一钱，痰盛加栝蒌仁、贝母。痨嗽有血，宜补肺汤加阿胶、杏仁、桑白皮各一钱，吞养正丹见气，或三炒丹，间进百花膏，或七伤散、大阿胶丸。阴虚火动嗽血，滋阴保肺汤。痰带血丝出，童便、竹沥止之。感冒小恙，不知解表，过服寒凉，肺经之血凝滞，咳嗽带痰而出，证恶寒而脉紧，或寒束热于肺，久嗽出血，麻黄、桂枝、甘草、当归、杏仁、枳梗，得微汗愈。咯唾血治法。痨瘵咯血，七珍散加阿胶、当归各半钱，恶甜人更加百药煎半钱，仍调钟乳粉为佳。一味钟乳粉，用糯米饮调，吐血、嗽血亦治。因饱屈身，伤肺吐嗽血者，白及枇杷丸，或白及莲须散。治咯血，黄药子、汉防己各一两，为末，每服一钱，水一盏，小麦二十粒同煎，食后温服。白及一两，藕节半两，为末，每一钱，汤调下。新绵灰半钱，酒调下，苡仁为末，煮熟猪胰切片，蘸药，食后腹微空时服。鼻衄治法，乱发烧存性，细研，水服方寸匕，并吹鼻中。萱草根汁每一盏，入生姜汁半盏，相和细呷。竹蛀屑，水调服。线扎中指中节，左鼻出扎左指，右出扎右，两出两扎之。有头风自衄，头风才发则衄不止，宜芎附饮，间进一字散。下虚上盛而衄，不宜过用寒剂，宜四物汤，加参、芪、麦冬、五味，磨沉香下养正丹见气、八味地黄丸见虚损。伤湿而衄，肾著汤见伤湿加川芎，名除湿汤。伏暑而衄，茅花汤调五苓散见伤湿。饮酒过多而衄，茅花汤加干葛、鸡距子，或理中汤见中寒去干姜，加干葛、茅花。攧而衄不止，苏合香丸见诸中一丸。或以小乌沉汤一钱，白汤调下。或煎浓紫苏汤，独调小乌沉汤。或添入黑神散一钱，盐汤调下亦得。仍蓦然以水噀其面，使惊，则血止。非特攧衄，凡五窍出血皆治。衄后头晕，四物汤、十全大补汤。溲血治法，先与生料五苓散见伤湿和四物汤。若服药不效，其人素病于色者，此属虚证。宜五苓散和胶艾汤，吞鹿茸丸或八味地黄丸见虚损，或鹿角胶丸。或辰砂妙香散见心痛和五苓散，吞二项丸子。若小便自清，后有数点血者，五苓散加赤芍药一钱。亦有如砂石而色红，却无石淋之痛，

72

亦属虚证，宜五苓散和胶艾汤，或五苓散和辰砂妙香散，吞鹿茸丸、八味丸、鹿角胶丸；灰发二钱，茅根、车前草煎汤调下；夏枯草烧灰存性为末，米饮或凉水调下。便血治法：发热烦躁，不欲近衣，大渴脉洪，以无目痛鼻干，知非白虎证，此阴虚发躁，当以黄芪一两，当归二钱煎服。风冷入客肠胃，下瘀血如豆汁，八珍汤见虚损去生地、甘草，加桂，名胃风汤。暑毒入肠胃下血者，一味黄连煎汤饮。酒积下血不止，粪后见，神曲一两半，白酒药二丸，为末，水调作饼，慢火炙黄为细末，每服二钱，白汤调下。肠风腹痛肛肿，败毒散见伤湿加槐角、荆芥，或槐花汤、枳壳散。脏毒腹略疼，肛肿凸，大便难通，先以拔毒疏利之剂，追出恶血脓水，然后内托，并凉血祛风，虚兼参、术，助养胃气。下血久，面色痿黄，渐成虚惫，宜用黄芪四君子汤见气，下断红丸。气虚脱血，补中益气汤见气。中蛊脏腑败坏，下血如鸡肝如烂肉，其证唾水沉，心腹绞痛，马蔺根末，水服方寸匕，蛊随吐出。猬毛烧末，水服方寸匕，亦吐。苦瓠一枚，水二升煮取一升服，亦吐。蓄血治法。仲景抵当丸难用，用韩氏生地黄汤。虚人难下者，以四物汤加穿山甲煎服妙。亦有用花蕊石散，以童子小便煎服，或酒调下。"

九窍出血之治疗及预后。如果是耳、目、口、鼻一齐出血，病势急重，来不及煎药即可致命，故当急救为先。"先将水当面喷几口，急分开头发，用粗纸数层蘸醋令透，搭在囟门，血即止。次用当归一两煎好，磨沉、降香各五钱，加童便服。或瞿麦饮：瞿麦、生姜、栀子、灯心、炙草、枣。再用发灰二钱，茅根、车前草煎汤下之，血自归经。然后以四物加人参五味丸服，可收万全之功。"如果是九窍出血，伴有身热不能卧者预后不良。只有妇人产后由于瘀血妄行出现九窍出血，有用逐瘀之药救治而生者。如果是无故卒然暴厥，出现九窍出血者预后不良。久病之人，若出现忽然上下出血亦预后不良。

搔痒出血之治疗。何梦瑶指出，若搔痒血出不止，用粪桶箍烧灰敷之。并举一医案介绍如何治疗搔痒出血之急证。"吕元膺治一僧，搔腘中疥，出血如涌泉，竟日不止，营气暴衰，止余尺脉如丝，与四神汤加荆芥穗、防风，晨夜并进，明日脉渐出，服十全大补而愈。"

肠风脏毒便血之特点及治疗方药。肠风之发生多由风邪外感，或肝风内生，风热相合所致。风热相合，侵犯经络，则血脉被阻，血漏出经络之外而渗入肠胃之中，从大便出，随感随见，其血清色鲜红。治用槐花汤加羌、防、秦艽。何梦瑶指出，羌防之品古方治内外风均用之。外风用之可发散风邪，内风用之可升阳燥湿，气不顺亦可用羌、防辈升发，只是服时不似治外风那样需要温服。脏毒为病是湿与热相合，蕴积日久，伤损阴络，致血渗肠胃，积久乃下，其血色黯浊。治以槐花汤加炒苦楝、炒苍术。故肠风脏毒之出血一偏风热，一偏湿热，出血之势及出血之色有所不同，治疗在槐花汤基础上一重在疏风散热，一重在清热燥湿。

便血诸症之治疗。结阴便血，所下纯是血，按景岳所言是风寒之邪留结血分所致，治宜灸中脘、气海、三里，以散风邪，并服平胃地榆汤以温散之。如果下血太甚，用人参、升麻、牡蛎、粟壳治疗。如果是瘀血不可止，待血色亦为鲜红时，略加一些收涩之品，如椿皮、乌梅等以收敛止血。便血若用寒凉药时，须用酒煮或炒，以防寒凝血瘀。若便血日久，服凉药不效不佳，宜用升阳除湿和血汤以升补之。若有热可略加黄连，以吴茱萸泡水炒用，虚加人参。另外此病多食干柿或生柿效佳。

精窍出血之病因及治疗。精窍出血为血从精窍而出，多因色欲不节所致，可用牛膝四物汤治疗。若服诸药不效，所溺之血成块，不得出且疼痛剧烈，可用珀珠散治疗，效果甚佳。

74

（2）瘀血证之治疗

何梦瑶认为瘀血的病因较多，有热可致瘀、寒可致瘀、阴虚可致瘀、气郁可致瘀，等等。如"妇人经产血行，或食生冷，或感风寒，且多恚怒忧郁，易致瘀滞也"。"盖滞气不散，新血不行也"。"盖气结则血凝，血凝则气愈滞，血散气行，则立愈矣。"在治疗方面提出泻热活血、温阳活血、养阴活血、行气活血等方法。如《医碥》曰："热则血枯涩，寒则血凝滞，或滋润以活之，或温行以活之，皆所谓活也"。

活血通络以消积。《医碥》中指出，积者为有形之邪，或因食，或因痰，或因血积滞而成块，常常发硬且痛，痛处固定不移，在妇人谓之癥。其形成之因为外感或内伤使气血痰瘀滞成积。若在妇人则因经产之时食冷感寒或恚怒忧郁所致。并详细分析了血积之表现及治疗。血积之症见面色痿黄，有蟹爪纹路，多怒善忘，口燥便秘，骨热肢冷，宜治以桃仁煎，地榆、虻虫、水蛭之类。

蓄血症之表现及治疗。蓄血症之表现为多嗽水不咽，小便利，大便黑。其病因除与跌打闪撞、奔走努力、恼怒有关外，伤寒等热证所致者尤多。根据血蓄之部位有蓄于上、蓄于中、蓄于下之不同。蓄于上，则令人善忘，时时鼻血，用犀角、生地、赤芍、丹皮等治疗。蓄于中，则心下手不可近，用桃仁、桂枝、芒硝、甘草、大黄、丹皮、枳壳等治疗。蓄于下，则脐腹肿痛，或如狂谵语，发黄，用生地四钱、犀角一钱、大黄三钱、桃仁一钱，水酒煎，入生漆一钱再煎，服半日血不下，再一服，下即止，名生漆汤。何梦瑶提出一切瘀血都可用大黄四钱，芒硝一钱，桃仁泥六个，归尾、生地、穿山甲各一钱，桂五分，为丸，名代抵当丸治疗，但据在上、在中、在下之不同使用方法有别。在上之瘀血，"丸如芥子大，去枕仰卧，以津咽，令停留喉下"。在中、下之瘀血，"丸如桐子大，百沸水下"。但若血积日久，此药则不能下，要去归、地，加莪术醋炒一钱，肉桂七分治疗。亦可用破血方治疗，"大黄醋煮，桃仁、益元散各一两，干漆炒、烟尽为度、生牛膝各五钱，醋糊丸，每服七十丸"。

对跌扑损折，蓄血肿痛发热，何梦瑶治疗分几步施行。"先服折锐汤，大黄、桃仁、红花、当归、寄奴、川芎、赤芍，大下数次；再服行血破瘀汤，三七、当归、玄胡、乳香、没药、血竭、苏木、灵脂、赤芍、红花；然后服百和汤收功，首乌、地黄、当归、骨碎补、白及、鹿胶、续断、甘草、薄荷。"并提出凡血妄行之瘀蓄，必用桃仁、大黄行血破瘀之剂。因"瘀败之血，不会再复反于经，不去则有留蓄之患"，故不问人之虚实强弱，一定要祛除瘀血。或虚弱者可加入补药。饮多酒者多阳明蓄血，见牙齿蚀，数年不愈，用桃仁承气汤料为丸服，屡经使用，效果很好。

6. 预后

血病以脉断血之多少及预后。《医碥》中有血症以脉断预后的内容。如脉涩为血少，脉滑为血充。失血脉应微细，若反见浮大无力，是虚芤之脉。因阴既亏，阳无所依，浮散于外所致。凡失血之证，脉虚小沉弱，安静身凉者预后良好；实大急数，躁动身热，喘咳气逆，不得卧者预后不良。瘀血胁痛而肝脉弦紧，是为常脉，预后尚好。

又如失血之证，脉宜虚弱，如果脉弦实数为逆，若伴身热不得卧，预后不良。蓄血，如果脉实大为顺，可用攻法。痢疾，若其脉短涩为血虚火逆，预后不良。若脉弦气喘，声嘶咽痛，亦预后不良。

综上所述，可以看出，何梦瑶在继承、总结前人学术经验的基础上，通过理论的钻研探讨、实践的运用检验，在血证的诸多方面均有发挥，尤其是对于人体气血生成来源的认识，更具独到之处。其提出的先天之血及先、后天之血的关系是在理论上的创新和突破，具有重要的学术价值，在丰富了中医气血理论的同时，对中医学的发展和完善也做出了重要贡献。

三、原文精选

1. 临床表现

《医碥·卷之一·杂症·血·畜血》："畜血症，多漱水不咽，言即烦热欲饮水，亦但漱不咽也。以热止在经不在府之故，热在经则经血动，不衄则畜。小便利，此膀胱外畜血，以血止在小腹，未入膀胱也。大便黑，此肠胃畜血。跌打闪撞，奔走努力，恼怒皆能致之，伤寒等热证尤多。畜于上，令人善忘，血畜则气不通，心窍闭，故善忘。时时鼻血，犀角、生地、赤芍、丹皮。畜于中，则心下手不可近，桃仁、桂枝、芒硝、甘草、大黄、丹皮、枳壳。畜于下，则脐腹肿痛，或如狂谵语，发黄，详《伤寒·太阳篇》。生地四钱，犀角一钱，大黄三钱，桃仁一钱，水酒煎，入生漆一钱，再煎服。半日血不下，再一服，下即止，名生漆汤。"

2. 病因病机

《医碥·卷之一·杂症·补泻论》："按子和治病，不论何证，皆以吐汗下三法取效，此有至理存焉。盖万病非热则寒，寒者气不运而滞，热者气亦壅而不运。气不运则热郁痰生，血停食积，种种阻塞于中矣。"

《医碥·卷之一·杂症·气·气之病证》："《内经》列九气为病。一曰怒则气上。甚则呕血暴怒伤阴，血随气逆。飧泄，完谷而出也。怒气上冲则呕血，下郁则飧泄，气郁不运，则水谷不分也。或血菀于上，不呕则郁积于上焦。形气绝，卒然倒毙。名薄厥薄，迫也，谓血气厥逆，迫于上焦。……一曰悲则气消。心志摧抑沮丧，则气亦因之消索，以怒则气盛而张反观之，可见悲则气衰而敛矣。为目昏，悲泣多则目昏。为筋挛，为阴缩，皆有降无升，肝木受克所致也。为酸鼻辛頞，为少气不能报息，报，接续意。为下血，气不能摄血也。为泣则臂麻。……一曰劳则气耗。喘息汗出，内外皆越，精神竭绝。《经》曰：静则神藏，躁则消亡。为促乏，为嗽血，为腰痛骨痿，为高骨坏，为煎厥，五心烦热如煎熬，而厥逆也。男为少精，女为不月。……气本清，滞而痰凝血瘀，则浊矣，不治其痰血，则气不行。"

《医碥·卷之一·杂症·血》："血随气行，气寒而行迟则血涩滞，气热而行驶则血沸腾。盖血属阴，非阳不运，故遇寒而凝。气属火，非少则壮，故遇热而灼。涩滞皮肤则为痛痹，凝结经络则为疝癖，瘀积肠胃则为败腐，虚寒不摄则为脱崩，沸腾上焦则为吐衄，流注下焦则为便血，壅塞经脉则为痈毒，浮见皮肤则为瘢疹。而且湿盛而蒸为疬风，血干而化为痨蛊，致病非一，要不出寒热二端。大抵瘀尚易治，干则难医，无潮热者轻，有潮热者重。"

《医碥·卷之一·杂症·血·便血》："分肠风、藏毒二证。三因诸邪皆致便血，二者特其大端耳。肠风者，或风邪外感，或肝风内生，风热相合，侵犯经络，血脉被阻，漏出经络之外，渗入肠胃之中，从大便出，随感随见，血清色鲜者是。槐花汤加羌防、秦艽。即非外风，亦可升阳燥湿。按内风即气也，气不顺亦可用羌、防辈升发之，但不温覆取汗耳。故古方不分内外风，统用之也。"

3. 诊法

《医碥·卷之一·杂症·血·脉法》："涩为血少，滑为血充。失血，脉应微细，而反见浮大无力，即为虚芤。盖阴既亏，阳无所依，浮散于外，故见此象。凡失血证，脉虚小沉弱，安静身凉者生，实大急数，躁动身热，喘咳气逆不得卧者死。瘀血胁痛，肝脉弦紧，此为常，勿以必死论。"

《医碥·卷之五·四诊·望色·察面》："白色属肺，主气血。虚寒纵有虚火，断无实热。白而无神者为肝泄脱血，白而青

78

者气寒血凝。"

《医碥·卷之五·四诊·望色·察鼻》："鼻头……黑黄而亮者瘀血。"

《医碥·卷之五·四诊·望色·察唇齿》："唇……淡而四绕起白晕为亡血。"

4. 诊断

《医碥·卷之一·杂症·血·吐血》："即呕血。旧分无声曰吐，有声曰呕，不必。吐由口出，古人谓是胃府之血。张景岳则谓，出于口者，有咽与喉之异。喉为肺之上窍，而兼总五藏之清道，故诸脏之血，皆得从清道以出于喉，不独肺也。咽为胃之上窍，而兼总六腑之浊道，故诸府之血，亦皆得由浊道以出于咽，不独胃也。五脏之气皆禀于胃，则五脏之病亦皆及于胃。如怒则气逆而呕血，肝病也。欲火上炎而呕血，肾病也。而其血皆由胃脘以出，则是出于喉者止五脏之血，而出于咽者不止六腑之血矣。按景岳之说甚是。然何以别之？大抵由肝肾而出者，往往倾盆而来，如潮之涌，此雷龙之火暴发乘胃所致。肝肾胃血俱出，彼时喘息不定，面如醉酒，心神烦乱，少刻火退神清，面白气平，血乃渐止。若胃火自病，其势不甚暴烈，所出必不若是之多也。凡血色初吐鲜红而散，少停一二时再吐则略紫而凝，久而又吐则黑而结块。若吐血不停，则初吐者为上焦近血，色鲜红。后出者为中下焦远血，其色深红。吐后未尽余血，色淡，或糖色，或粉红色。"

《医碥·卷之一·杂症·血·咯唾血》："咯与嗽为一类，皆因有痰而欲出之，或费力，或不费力，总以出痰为主，非欲出其血也。因值其失血，故血随痰出耳。唾与吐为一类，此则因血而然。缘血为火所涌上升，出自咽喉，多则吐，少则唾，并不费力，皆系纯血，无痰涎夹杂。吐、唾既为一类，吐不定属胃，唾独必属肾乎？古谓唾血属肾者，因经论五液，谓肾主唾水泛于上也故耳，不可泥。咯既与嗽为一类，旧分嗽属肺，咯属肾，亦非。肾脉上入肺中，病则俱病，肾亦有嗽，肺亦有咯也。然则何以别之？曰：血证由于火，惊则火起于心，怒则火起于肝，悲伤火起于肺，思虑火起于脾，房劳火起于肾，审察病因自见，言不能尽也。张景岳谓：失血证凡见喘满咳嗽，及胸膈左右皆隐隐胀痛者，此病在肺也。若胸膈膻中间觉有牵痛，如缕如丝，或懊恼嘈杂，不可名状者，此病在心包络也。若胸腹膨胀，不知饥饱，食饮无味，多涎沫者，此病在脾也。若两胁肋牵痛，或多怒郁，往来寒热者，此病在肝也。若气短似喘，声哑不出，骨蒸盗汗，咽干喉痛，动气上冲者，此病在肾也。若大呕大吐，烦渴头痛，大热不卧者，此病在胃也。若有兼证，则病不止在一藏。"

《医碥·卷之一·杂症·血·齿衄》："此胃、大肠、肾三经之病。盖大肠脉入下齿中，胃脉入上齿中，而肾主骨，齿为骨之余也。胃火盛则血出如涌，而齿不动摇，或见口臭，牙龈腐烂肿痛，此浓酒厚味所致，宜清胃火，便结可下之。若口不臭，牙不痛，但齿动不坚，或微痛不甚，而牙缝时多出血者，此肾阴虚，火动而然，宜滋肾水，六味丸见虚损主之。若肾火虚而上浮者，八味丸见虚损主之。《医旨绪余》述所治三人齿衄，出血甚多，皆以三制大黄末二钱，枳壳汤少加童便调下，去黑粪而愈。缘阳明热盛，冲任二脉皆附阳明，故血如潮涌。若肾虚，血必点滴而出，齿亦悠悠而疼，必不如此暴且甚也。"

5. 治则治法

《医碥·卷之一·杂症·补泻论》："人身气血贵通而不贵塞，非三法何由通乎？又去邪即所以补正，邪去则正复，但以平淡之饮食调之，不数日而精神勃发矣。故妇人不孕者，此法行后即孕，阴阳和畅。男子亦阳道骤兴，子和云，病久否开，忽得涌泄，血气冲和，心肾交媾，阳事必举，宜切戒房室。非其明验乎？丹溪倒仓法，实于此得悟，后人不明其理而不敢用，但以温补为稳，杀人如麻，可叹也。"

《医碥·卷之一·杂症·血·咳嗽血》："火刑金而肺叶干皱则痒，痒则咳，此不必有痰，故名干咳。咳多则肺络伤，而血出矣。嗽则兼有痰，痰中带有血线，亦肺络之血也。其证有轻重，但热壅于肺者轻，清火自愈。久嗽肺损者重，保肺为主。阿胶为君，白及、苡仁、生地、甘草、枳壳、橘红、贝母，为丸噙化。"

《医碥·卷之一·杂症·血·咯唾血》："肺病宜清降，不宜升浮。心主病宜养营，不宜耗散。脾病宜温中，不宜酸寒。肝病或宜疏利或宜甘缓，不宜秘滞。肾病宜壮水宜滋阴，不宜香燥克伐。胃病或宜大泻，或宜大补。当察虚实。"

《医碥·卷之一·杂症·血·鼻衄》："衄行清道，经藏之血也，多由督脉而上出。经藏之气通于鼻，故其血之溢者，亦出于鼻。张景岳曰：凡鼻衄必自山根以上，睛明之次而来，而睛明一穴，乃小肠、膀胱、胃、阴跷、阳跷五经之会，皆能为衄。又冲脉为十二经之血海，其上俞出膀胱经之大杼，下俞出胃经之气街，膀胱、胃二经血至，则冲脉之血亦至，而十二经之血无不至矣。所以血衄之微者，不过一经之近，甚者通身之血尽出，盖谓衄出于肺，岂有然哉。《准绳》云，鼻通于脑，血上溢于脑，所以从鼻而出，宜茅花汤调止衄散。嵩厓云：不甚者以水纸搭鼻衡，或以凉水拊项后即止。甚者，犀角地黄汤对症之药。又黄芩、白及各二两，水丸，治久衄神效。犀角下入肾，由肾脉上通鼻脑故也。胃衄者亦可用，以胃脉亦上入鼻也。故火郁阳明致衄者，无犀角以升麻代之，以升麻阳明药也。"

《医碥·卷之一·杂症·血·舌衄》："舌上无故忽出血线，此心脾肾诸经之火所致，三经脉皆及舌。槐花炒，研末糁之。或蒲黄炒为末。《准绳》云：文蛤散治热壅，舌出血如泉，五倍子、白胶香、牡蛎粉，等分为末，每月少许糁患处。又云：肝壅则舌血上涌，服清肝之药。按肝脉络于舌本。"

《医碥·卷之一·杂症·血·耳衄》："耳中出血也，小肠、三焦、胆各脉俱入耳中。又耳属肾，诸经皆足为病，龙骨末吹入即止。若左关脉弦洪，柴胡清肝散。尺脉或躁或弱，六味地黄丸。见虚损。"

《医碥·卷之一·杂症·血·肌衄》："血自毛孔中出曰血汗，又名脉益。心主血脉，极虚有火则见，脉益汤：人参、黄芪、当归、茯神、麦冬、石莲、朱砂、姜汁、生地。益，疑溢。"

《医碥·卷之一·杂症·血·九窍出血》："耳目口鼻一齐出血，药不及煎，死在须臾。先将水当面喷几口，急分开头发，用粗纸数层蘸醋令透，搭在囟门血即止。次用当归一两，煎好，磨沉、降香各五钱，加童便服。或瞿麦饮：瞿麦、生姜、栀子、灯心、炙草、枣。再用发灰二钱，茅根、车前草煎汤下之，血自归经，然后以四物加人参、五味丸服，可收万全之功。九窍出血，兼身热不能卧者死，惟妇人产后瘀血妄行，九窍出血，有用逐瘀之药而生者。"

《医碥·卷之一·杂症·血·蓄血》："一切瘀血，大黄四钱，芒硝一钱，桃仁泥六个，归尾、生地、山甲各一钱，桂五分，为丸，名代抵当丸。在上血，丸如芥子大，去枕仰卧，以咽津令停留喉下。中下血，丸如桐子大，百沸水下。若血积久，此药不能下，去归地，加莪术醋炒一钱，肉桂七分。又破血方，女子通经亦用之。大黄醋煮，桃仁，益元散各一两。干漆炒烟尽为度，生牛膝各五钱，醋糊丸，每服七十丸。大凡跌扑损折畜血，肿痛发热，先服折锐汤：大黄、桃仁、红花、当归、寄奴、川芎、赤芍，大下数次。再服行血破瘀汤：三七、当归、玄胡、乳香、没药、血竭、苏木、灵脂、赤芍、红花。然后服百和汤收功：首乌、地黄、当归、骨碎补、白及、鹿胶、续断、甘草、薄荷。凡血妄行瘀畜，必用桃仁、大黄行血破瘀之剂，盖瘀败之血

82

热无复反于经之理，不去则留畜为患。故不问人之虚实强弱，必去无疑，虚弱者加入补药可也。好酒者多阳明蓄血，但牙齿蚀，数年不愈者是。桃仁承气汤料为丸服屡效。"

《医碥·卷之一·杂症·血·治法》："吐血治法。凡血逆上行，宜降气，降气火即降，若徒以寒凉降火，往往伤脾作泻，脾寒不能行血，血愈不归经。宜行血，血行归经自止，归经，非已离经之血复能返于经也，但未离经者，得不脱即为归耳。若徒事止血，必有瘀畜之患。宜补肝不宜伐肝，肝火动，由肝血之虚，滋阴则火自降，用寒凉伐肝，火被郁则怒发，而愈烈矣。凡吐血属火者，饮童便立止。或捣侧柏叶汁，以童便二分，酒一分，和而温饮之，大能止血。或白汤化阿胶二钱，发灰二钱，入童便、生藕汁、生地黄汁、刺蓟汁各一杯，仍浓磨好墨汁顿温服。或急用加味四生饮：生荷叶、生艾叶、生柏叶、生地黄各等分，入降香、童便煎服。元气虚弱，即将童便浸前药，水丸，独参汤送下。或苏子降气汤，加人参、阿胶各二钱，下养正汤。并见气，气降则血自下矣。"

《医碥·卷之一·杂症·血·治法》："凡上膈壅滞吐血，脉有力，精神不倦，觉胸中满痛，或血是紫黑块者，用生地黄、赤芍、当归、丹皮、荆芥、阿胶、滑石、大黄醋制、元明粉、桃仁泥之属，从大便夺之，此釜底抽薪法也。盖血从下出为顺，上出为逆，用大黄等引血下行，转逆为顺也。观仲景谓蓄血证下血则愈，又谓无病忽恶利血为病进。若血上行后，忽恶利血，为邪欲愈可见矣。血下行后，用苡仁、百合、麦冬、地骨皮。鲜者更佳。嗽渴加枇杷叶、五味子、桑白皮。有痰加贝母。皆气薄味淡，肺经之本药也。因其衰而减之，于虚劳证尤宜。"

《医碥·卷之一·杂症·血·治法》："吐血，在暑天病人口渴面垢，头晕干呕，煎茅花、灯心、麦门冬汤，仍入藕节汁、侧柏汁、茅根汁、生姜汁少许，生蜜亦少许，调五苓散。见伤湿。血止，用生地黄、当归、牡丹皮、赤芍药、百草霜末煎服一二帖，却用黄芪六一汤调理。暑气通心，火毒刑肺，虽致吐衄，然大热伤气，其人必脉虚气怯，体倦息微，此惟生脉散见中暑、人参汤之属为宜，不得滥用寒凉。若气不甚虚者，宜《局方》犀角地黄汤，或枇杷叶散。见中暑”

《医碥·卷之一·杂症·血·治法》："凡肝火盛者，必有烦热脉证，宜芍药、生地、丹皮、栀子、泽泻、芩、连之属，降其火而血自消。若肝气逆者，必有胸胁痛满等证，芍药、生地、青皮、枳壳、贝母、泽泻之属，行其气而血自清。怒气伤肝者，唇青面青脉弦，当用柴胡清肝散。或鸡苏丸煎四物汤吞下，并用十四友丸见惊，灯心、麦门冬汤吞下，盖其中有理肝之药。其有病虽因怒，察其无胀无火，是逆气已散，肝火已平，无得再散再清，若脉虚神困，病伤及脾，治当专理中气，宜景岳五阴煎、五福饮之类主之，勿谓始因怒气，而专意伐肝也。"

《医碥·卷之一·杂症·血·治法》："凡忧思损伤心脾，以致吐血。证见气短形悴，或胸怀郁然，食饮无味，或饥不欲食，或魂魄惊困，而卧不安，是皆中气亏损，不能摄血所致，速宜救本，不宜治标，宜归脾汤。饮酒伤胃吐血，宜葛花解醒汤见伤饮食加黄连、丹皮。或汤中加金钩子、干葛、茅花。过啖炙爆辛热，上焦壅满痛，血出紫黑成块，桃仁承气汤导之。"

《医碥·卷之一·杂症·血·治法》："酒色过度，饥饱吐血。效方，枇杷叶、款冬花、北紫菀、杏仁、鹿茸、桑白皮、木通、大黄为末，蜜丸嚼化。又有饱食，胃冷不化，强吐之使所食物与气冲裂胃口，吐鲜血，宜理中汤见中寒，加川芎、扁豆或川芎、干葛。劳心吐血，用莲子心五十粒，糯米五十粒，研末，温酒调服，及天门冬汤。"

《医碥·卷之一·杂症·血·治法》："劳力太过，吐血不止，苏子降气汤见气加人参、阿胶，用猪肝煮熟，蘸白及末食之。打扑损伤吐血，先以藕节汁、侧柏汁、茅根汁、韭汁、童

84

便。磨墨汁，化阿胶止之，却以芎、归、白芍、百合、荆芥穗、阿胶、丹皮、紫金藤、大黄、滑石、红花煎汤，调番降香末、白及末与服。或先用苏合香丸见诸中，却以黑神散和小乌沉汤，童便调服。凡努力及跌打等伤吐血，宜芎归饮引血归经，有瘀则加大黄、桃仁、红花，或郁金，黄酒以行之。"

《医碥·卷之一·杂症·血·治法》："凡吐衄，失血如涌，多致血脱，气亦脱，危在顷刻者，此际有形之血不能即生，无形之气所当急固，急用人参一二两为细末，加飞罗面一钱许，或温水，或井花冷水，随其所好调如稀糊，徐徐服之。或浓煎独参汤徐服亦可。此正血脱益气，阳生阴长之理也。"

《医碥·卷之一·杂症·血·治法》："凡郁证吐血，六淫七情，皆能郁气成热，郁于经则衄，郁于府则吐。脉多枯涩，证恶风寒，误以为虚温补之，殆矣。观其面色多滞，喜作呕哕，口苦酸，即当散郁，加味逍遥散见郁主之，后用六味见虚损滋阴。"

《医碥·卷之一·杂症·血·治法》："杨仁斋曰：血遇热则流，故止血多用凉药，然有虚寒致血错行者，当温中使血归经，理中汤见中寒加木香，或甘草干姜汤甚效。《医贯》云：血得寒而凝，不归经络而妄行者，其血必黑黯，面色必夭白，脉必微迟，身必清凉。古人谓凡失血证多以胃药收功。肾寒火虚，逼阳上升，载血而出，脉沉足冷，舌必无胎，即有亦白薄而滑。虽渴不能饮冷，强饮亦不能多，少顷即吐出。面虽赤色，必娇嫩。八味汤见虚损冷服。此为内伤之证，又有外感寒邪，直中肾经，逼火上冲，致吐血者，须服白通汤即愈。内伤渐致外感暴来，分别在此。此为雷龙之火，不可直折。若觉肾热，脉洪足温，又为水干火炎，去桂、附，纯用六味。见虚损。"

6. 预后

《医碥·卷之一·杂症·血·咳嗽血》："又须看痰色，如玛瑙成块者出胃口，易治。若一丝一点从肺脏中来，肺少血，为火所逼，虽少亦出，渐至肺枯成瘵，难治。咳出白血必死。血色浅红似肉似肺者是。脉弦气喘，声嘶咽痛，不治。"

《医碥·卷之一·杂症·血·九窍出血》："若无故卒然暴厥，九窍出血者死。久病之人忽然上下出血亦死。"

《医碥·卷之五·四诊·＜内经＞诊寸口·脉有顺逆》："失血证，脉宜虚弱弦实，数者逆，加以身热不得卧，必死。蓄血脉，实大可攻为顺。痢疾……短涩为血虚火逆，难治。"

四、医案

《医碥·卷之一·杂症·血·搔痒出血》："吕元膺治一僧搔腘中疥，出血如涌泉，竟日不止，营气暴衰，止余尺脉如丝，与四神汤加荆芥穗、防风，晨夜并进，明日脉渐出，服十全大补见虚损而愈。"

第五章　吴　瑭

一、医家小史

吴瑭（1758～1836），字配珩，又字鞠通，江苏淮阴人。提出著名的"三焦辨证"理论，为温病学派之圭臬。其代表作《温病条辨》溯源于《内经》，效法于仲景，师承于叶桂，同时博采前人论治温病之长，又结合自己的临床经验编辑而成。此书为温病的辨证论治开拓了更加系统的思路，促进了温病学说的最终形成。

《温病条辨》中有关"血"的论述非常丰富，病变涉及血热、血燥、血逆、出血、血瘀等。吴氏认为血证的病因病机除与温邪、热邪有关外，还与不正常的调护、不对证的治疗及患者体质有密切关系。吴瑭对血证的治疗不仅方法多样，更是言之有理，论之有据，特别是治疗禁忌的内容对纠偏救弊起了重要作用。书中还包括有关血证辨证和预后等方面的内容。

二、论血挈要

1. 血理论

肝主藏血，吴瑭非常注重血与肝之关系，指出肝主血，血养肝。若肝血足则肝有血养而柔，肝血不足则肝少血养而强。

2. 病因病机

在血证病因病机方面，除与温邪、热邪有关外，还与不正常的调护、不对证的治疗及患者体质有密切关系。如热邪可迫血妄行致出血，小儿调护不当致血虚，太阴温病误汗致血燥，产后易致血虚等。

热邪致出血。《温病条辨》中强调热邪可致下部出血，认为热证七八日，如果脉小微小，则邪气可深入下焦血分，逼迫血从小便出而见溲血。

小儿过暖致血虚。吴鞠通指出，若小儿父母因恐小儿受寒而保暖太过，使小儿出汗过多而伤损阴血。由于肝主血，肝以血为自养，血足则筋柔，血虚则筋强，汗多亡血则筋强而致痉病，与产妇亡血致痉的道理一致。且血虚之痉又易使六淫之邪侵犯而致痉。因汗多亦亡卫外之阳，卫阳不足，则易感六淫之邪。故嘱咐医者一定要明白这个道理，在平时要告诫小儿父母不可使小儿过暖出汗而亡血亡阳，这些属于治未病内容。如此可以使小儿少患许多疾病。

3. 诊法

吴瑭在其医案中，脉症齐备，尤其注重脉象，其将脉象放在病案之首，然后才是症状，如"王，脉弦如刃，左胁胀痛，……"，说明其对脉象非常重视。

吴瑭辨治血证尤重脉诊，据脉分辨血证在三焦之部位，提出："大凡吐血，左脉坚搏，治在下焦血分；右脉坚搏，治在上焦气分；中焦血证则以虚实论证。"可见吴瑭将其三焦辨证运用于内科杂病的诊治之中。

4. 治则治法

吴瑭对血证的治疗不仅方法多样，更是言之有理，论之有据。其重视气与血的关系，强调血病要治气。吴氏治血方法非常灵活多样，针对不同的血证处以不同的治法和方药。尤其在用药方面更是独具特色，从中也体现了吴瑭重视阴血和津液在人体中的重要作用。

（1）强调血病治气

吴瑭强调气与血之间的关系，认为人之血，即天地之水也，在卦为坎（坎为血卦）。治水者要讲求治水之法。善治水者，不治水而治气，通过治气而治水。善治血者，不求之有形之血，而求之无形之气。因阳能统阴而阴不能统阳，气能生血而血不能生气，故血病可通过补气生血，调气行血，降气止血，固气止血等治疗。如《温病条辨·治血论》："汪按：血虚者，补其气而血自生；血滞者，调其气而血自通；血外溢者，降其气而血自下，血内溢者，固其气而血自止。"至于治血之法，吴瑭还指出，三焦之血证与不同脏腑之气有关，认为上焦之血，应责之肺气，或心气；中焦之血，应责之胃气，或脾气；下焦之血，应责之肝气、肾气、八脉之气。这一精确定位，将其创立的三焦辨证体系扩展到杂病辨治中，对临床辨治血证提供了一些思路。

（2）治血灵活，可通可塞

吴瑭曰："人之血，即天地之水也……治水与血之法，间亦有用通者，开支河也；有用塞者，崇堤防也。然皆已病之后，不得不与治其末，而非未病之先专治其本之道也。"提示治水与治血之法有相同之处，有时需疏通开支流，有时需固涩筑堤坝。但其或通或塞均是已病之后，不得不治标之法，而不是未病之治本之道。在治血病过程中，要视情况灵活变通。

（3）血热之治以清热凉血养阴之法

清热养阴法治疗气血两燔之证。《温病条辨》指出，太阴温病，气血两燔之证，不可专治一边，宜治以清热养阴之法，用玉女煎去牛膝加玄参。方中由于牛膝趋下不合太阴证而去之；细生地轻而不重，凉而不温，能发血中之表，故以细生地代熟地；并加玄参壮水制火，以预防失血等证。

清营凉血治疗邪在血分之证。《温病条辨》指出，阳明温病，舌黄燥，肉色绛，不渴者，为邪在血分，治以清营汤清营凉血。因温病传里，本当渴甚，但今反不渴，是邪气深入血分，格阴于外，上潮于口之故。由于曾过气分，可见苔黄而燥。因邪居血分，故舌之肉色绛。

（4）血虚治以不同补法

治疟需补气中之血。疟邪久羁，因疟成劳，成为劳疟；络虚而痛，阳虚而胀，胁有疟母，邪留正伤，用加味异功汤治疗。吴瑭指出，此证为气血两伤，宜治以温之之法。用异功散温补中焦之气，归、桂合异功散温养下焦之血，以姜、枣调和营卫，使气血相生而劳疟自愈。吴氏强调此方既补气又补血，方中补气之用人所易见，而补血之功人所不知。《内经》中有"中焦受气，取汁变化而赤，是谓血"之训，故凡阴阳两伤者，定要于补气之中伍补血之品。

产后血虚致病的表现及治法。吴鞠通论及产后因血虚而致诸症发生。如血虚下厥，孤阳上出，可致头汗出，故产妇喜汗出是亡阴血虚，阳气独盛所致，故当汗出，阴阳乃复。如血虚而厥，厥而必冒，产妇郁冒，其脉微弱，呕不能食，大便反坚，但头汗出。冒家欲解，必大汗出，大便坚，呕不能食，用小柴胡汤治疗。吴氏认为产后气血虽虚，然有实证，若以治实为主而不顾虑其虚，只能使病变加重，提示世人治产后之疾需顾及病家血虚之体。

产后血虚诸症之治方。《金匮要略心典》中有产后血虚致筋病、神病、液病之论述，如"血虚汗出，筋脉失养，风入而益其劲，此筋病也；亡阴血虚，阳气遂厥，而寒复郁之，则头眩而目瞀，此神病也；胃藏津液而灌溉诸阳，亡津液胃燥，则大肠失其润而大便难，此液病也。三者不同，其为亡血伤津则一，故皆为产后所有之病"。吴瑭在此基础上悟出治疗七方，用之即可应手取效。吴氏认为此三大证，皆可用三甲复脉汤、大小定风珠、专翕膏来治疗，诸方均有润筋、守神、增液之功，但有浅深次第

90

的不同。并认为产后血虚液短，虽微有外感，或外感已去大半而邪少虚多，便可选用，不必等外感无邪之后再用。

产后病之血虚血逆治以祛邪扶正兼顾。吴瑭指出，治产后诸证丹溪主张大补气血，即使有杂病，也要从末治之；一切病多是血虚，皆不可发表。而景岳认为或恶露未尽，瘀血上冲，表现为心腹胀满，疼痛拒按，大便难，小便利，是血逆之实证。此等实证，不可用大补之法。吴瑭对此二人的认识进行了分析，认为二人各有见地，不可偏废，亦不可偏听。他提出，产后气血俱虚，不可不补，但要重视对杂证的治疗。对产后实证，提醒世人要注意其是产后之体，要治上不犯中，治中不犯下，要目中清楚，指下清楚，笔下再清楚，则治产后之病证才能有把握。如对产后外感的治疗，吴氏认为其自上焦而来，要治上不犯中，药反而不可过轻，要用多量而少服之法，中病即已，外感已即复其虚，正如无粮之兵，贵在速战；如果唯恐产后虚怯，而用药过轻，拖延至三四日后，反不能胜药。吴瑭治产后温暑，每用此法。如腹痛拒按则化瘀，喜按即补络，或祛邪或扶正，一定要快速起效。他告诫世人医治疾病要用功多读古书，临证之时不可有丝毫成见方为可行。

小儿阴血不足治以育阴柔肝法。治疗小儿阴血不足用育阴柔肝法为主，通过养肝血以柔筋，是治风先治血，血足风自灭之意。六味丸、复脉汤、三甲复脉三方，大小定风珠二方，专翁膏等都可选用。专翁膏为痉止之后用以善后填阴之意，用法为每日服四五钱，分二次服。六淫误汗致痉亦是同样治疗。如果是风温、温热误汗所致，不像伤寒寒病是阳气不足，误汗要急先护阳，因温病不足是在阴虚，要先存阴为急。

（5）出血之证治法丰富

吐血之证，治法多样。吴瑭谓：吐血之症有吐血，有咳血，有呕血，有肺血，有胃血，有肝血，有肾血，有冲脉上冲之血。

其病因有内伤、外感之别；有寒症、热症之分；有气病、血病之辨，不是见血即可投滋阴凉血之剂所能治。"岂一犀角地黄汤可以了事者。"告诫我们治疗不可拘泥于凉血止血一法一方，须明辨证因分别治之。何者当温经，何者当补阳，何者当通络，何者当补络，何者当泻火，何者当滋水，何者当清金？各有说法。一改以往见血便投止血之品的陋习。吴氏提示世人要明辨病因病机，根据出血之部位，辨证审因，对证治疗。

从其治疗方法来看，包括了通络、温降、清热、攻下、涩止、滋阴、温补、逐饮等法。从《医案》中用药来看，降气用苏子霜、降香、旋覆花等，行血用桃仁、归须、丹皮、两头尖等，补肝用地黄、芍药、阿胶等，实在高明，值得后学者借鉴。

清热凉血以止血。《温病条辨》中论及上部出血之证，认为血从上溢，为温邪逼迫血液上循清窍而出，治以清热解毒加清热凉血之品，通过救水而保金。如用银翘散败温毒之邪，以犀角地黄汤清血分之伏热。

补脾肾之阳疗寒湿之痔疮下血。《温病条辨》中指出，痔疮下血不可只知由热由湿所致，治仅用槐花、地榆论事，还应知道有寒湿所致，故治痔疮下血不可畏姜、附如虎。由于湿久伤阳，可致痿弱不振，肢体麻痹，痔疮下血，故可用辛温苦淡之术附姜苓汤治疗以双补脾肾之阳。

刚柔相济治疗下血。若先便后血，属小肠寒湿证，用甘苦合用之黄土汤刚柔相济治疗。方中以刚药健脾而渗湿，柔药保肝肾之阴，而补丧失之血。刚柔相济与纯用刚之术附姜苓汤治疗寒湿之痔疮下血不同。吴瑭提及寒湿致出血的治疗，是示人以法，开人以路，可对时医纯用治湿热以止血之法起补偏救弊之作用。

苦辛淡法涩血活血以治痢中有瘀。久痢带有瘀血，肛中有气下坠，而腹中不痛，可治以涩血活血之法，用涩血分之断下渗湿汤治疗。因其腹不痛，故知内无积滞，故可用涩止之法。然腹中虽无积滞，但肛门下坠，痢带瘀血，是气分之湿热日久入于血分，故重用苦寒兼涩之樗根皮为君，以苦燥湿，以寒胜热，以涩断下，专入血分而涩血；由于地榆得先春之气，木火之精，故可去瘀以生新；茅术、黄柏、赤苓、猪苓开膀胱，使气分之湿热由小便而去，使邪不致遗留于血分，并有楂肉化瘀，银花败毒，诸药并用以治痢中有瘀之证。

清利并行治疗暑瘵兼吐血。《温病条辨》指出，暑瘵若兼吐血为表里气血俱病，是暑瘵重证，治不可纯补或纯清，纯补则有碍祛邪，纯清则使正虚更甚，宜清血络中热并利气利湿，方用清络饮加杏仁、薏仁、滑石汤。

（6）败血上冲之表现、治疗及预后

吴瑭还引了张璐的三种不同部位败血上冲的临床表现、预后及治疗。如败血冲心可见或歌舞谈笑，或怒骂坐卧，甚则逾墙上屋，此预后不良，宜治以花蕊石散，或琥珀黑龙丹，如虽闷乱，但还不至癫狂之证，可用失笑散加郁金治疗；败血冲胃可见饱闷呕恶腹满胀痛，宜治以五积散或平胃加姜、桂，不效，送来复丹，若呕逆腹胀，为血化为水，用《金匮》之下瘀血汤；败血冲肺可见面赤呕逆欲死，或喘急，宜治以人参、苏木，甚则加芒硝汤荡涤。一般冲心十难救一，冲胃五死五生，冲肺十全一二，故不同部位预后不同。

（7）祛瘀之法多种多样

吴瑭治疗瘀血的方法有多种，有泻热活血法，有凉血活血法，有攻下瘀热法，有活血消癥法，有辛苦通降法，有攻补兼施法等。

泻热活血法疗蓄血证。《温病条辨》在《伤寒杂病论》的基础上，较详细地描述了蓄血证的表现、病因病机和治法方药，如"少腹坚满，小便自利，夜热昼凉，大便闭，脉沉实者，蓄血也，桃仁承气汤主之"，又如"热病经水适至，十余日不解，舌萎饮冷，心烦热，神气忽清忽乱，脉右长左沉，瘀热在里也，加减桃仁承气汤主之"。

凉血活血法消下焦瘀血。《温病条辨》中提到若常漱口不欲咽，大便黑而易解，是有瘀血之征，用犀角地黄汤治疗。由于欲漱口是由于热邪伤及阴液导致口干，故欲求救于水；不欲饮水是因邪在血分，故欲漱口，但不欲咽也。瘀血阻于肠间，血瘀日久，故大便色黑，血性柔润，故大便易解。宜治以凉血活血之法，用犀角地黄汤治疗。方中犀角味咸，入下焦血分以清热，地黄去积聚而补阴，白芍去恶血、生新血，丹皮泻血中伏火，诸药相伍，使蓄血下行。

攻下瘀热祛下焦瘀血。《温病条辨》指出，热病又值月经初至而十多日不解，致下焦瘀热，其表现为舌萎，喜饮冷，心中烦热，神气忽清忽乱，脉右长左沉，是瘀热在里，血蓄下焦，治以攻下瘀热之法，用加减桃仁承气汤治疗。

补阳益阴，活血消癥治疗燥邪与血相搏而成之癥。《温病条辨》指出，如果是由燥气延入下焦，搏于血分，而成癥者，无论男妇，均用化癥回生丹治疗。吴氏强调指出，此为燥邪深入下焦血分，形成坚结不散之痼疾。宜治以络病宜缓通治之法，不可妄用急攻，否则可致瘕散而为血蛊。此病多发于妇人，是极重难治之证。化癥回生丹组方之法是据燥淫于内，治以苦温，佐以甘辛，以苦下之。"此方以参、桂、椒、姜通补阳气，白芍、熟地，守补阴液，益母膏通补阴气，而消水气，鳖甲胶通补肝气，而消癥瘕，余俱芳香入络而化浊。且以食血之虫，飞者走络中气分，走者走络中血分，是无微不入，无坚不破。又以醋熬大黄三次，药入病所，不伤他脏，久病坚结不散者，非此不可。"

辛苦通降之法治疗气血瘀滞之疟母。疟母为疟久不解，胁下成块所成，用鳖甲煎丸治之。其是由于疟邪久扰致正气亏虚，"正虚则清阳失转运之机，浊阴生窃踞之渐，气闭则痰凝血滞而成块留于胁下"。胁下乃少阳、厥阴所过之处，因少阳、厥阴为枢，疟与肝胆相关，日久影响脏腑，使转枢失职，而结成积块，并停于胁下。疟母之称是由于其由疟而成，且病程较长难治。《金匮要略》指出："病疟以一月一日发，当以十五日愈；设不瘥，当月尽解；如其不瘥，当云何？此结为癥瘕，名曰疟母，急治之，宜鳖甲煎丸。"

吴瑭对疟母之病变过程及预后分析甚详。他强调人身之气血与天地相应，疟邪也不例外。疟邪侵袭人体，其盈缩进退，与天地相应。如果是月一日发，发于黑昼月廓空时，是由于气虚，当十五日愈。"五是生数之终；十是成数之极；生成之盈数相会，五日一元，十五日三元一周；一气来复，白昼月廓满之时，天气实而人气复，邪气退而病当愈。"若不愈，必等天气再转，当于月尽瘥愈。如还不愈，吴瑭认为是由于本身气血之因。"因月自亏而满，阴已盈而阳已缩；自满而亏，阳已长而阴已消"，天地阴阳之盈缩消长已周，而病还不能愈，是本身之气血与天地之运行不相适应，不能与天地之化机相为流转，日久根深，牢不可破，故应当急治，方用鳖甲煎丸方，并对此方进行详细分析。吴瑭指出，此法是辛苦通降，咸走络法。鳖甲煎丸之煎丸是因以鳖甲为君，并以煎成丸，与其他丸剂有所不同，故叫煎丸。"方中用鳖甲为君，专入肝经血分消癥瘕。领带四虫，深入脏络，飞者升，走者降，飞者兼走络中气分，走者纯走络中血分。用桃仁、丹皮、紫葳之破满行血，葶苈、石苇、瞿麦之行气渗湿，并以小柴胡、桂枝二汤去三阳经未结之邪；大承气急驱入腑已结之渣滓；佐以人参、干姜、阿胶，补养气血，扶正使邪无居处之地。"并认为走络病之药不须守法故不可太缓，走络之药又不可太急而直走肠胃，故于小柴胡汤中去甘草之缓，于大承气汤去枳实之急。此药用之用心精思，值得后人效法。

产后瘀血实证治以活血祛瘀兼扶正气。吴瑭引张璐关于产后口鼻起黑色而鼻衄是胃气虚败导致血滞所致，宜急用人参苏木治疗，稍迟则不救。吴瑭认为，产后瘀血实证，必有腹痛拒按之症，如果痛处拒按，轻者用生化汤，重者用回生丹最妙。因回生丹以醋煮大黄，使药入病所而不伤他脏，而且内多飞走有情食血之虫，又有人参护正，既祛瘀又不伤正。

（8）用药特点

喜用虫类药物活血。吴瑭认为，用虫类药物活血有其特点，"以食血之虫，飞者走络中气分，走者走络中血分，可谓无微不入，无坚不破"。故其常在活血化瘀药中加入虫类之品，以治疗一些病久入络、久治不愈、病邪伏留较深之痼疾。

治血用药全面。吴瑭认为，"肝为刚脏，动气初平，取松灵之能入肝络者宜之"，"大忌柔润寒凉……苦辛通法"。故吴瑭治血之药，用降气、清火、凉血、滋阴之品较多。如降气多用新绛、郁金、降香、旋覆花等，清火则多用菊花、连芩等，凉血多用生地、丹皮、芩炭、侧柏炭等，滋阴则多用麦冬、沙参、白芍等。

5. 治疗禁忌

吴瑭非常重视阴血的作用，在治疗时强调不可重伤津血，如太阴温病不可发汗，温病发疹不可升发，产后血虚不可用辛香走窜之品，产后血虚有热不可用归芎，小儿血虚不可用辛散之品等。在治疗用药中强调辨证论治，如热入血室不可遽与小柴胡汤，产后不可不加辨证地一味使用生化汤等。这些治疗禁忌对血证辨治有重要的指导作用。

太阴温病禁发汗，否则致血燥。《温病条辨》中强调太阴温病，其发生是由口鼻而入，因邪不在足太阳之表，故不得用发汗之法伤太阳之经。如果不知而误发其汗，可致患者热甚血燥而不能蒸汗，温邪则郁于肌表血分而发斑疹。若此时其表疏，一发汗而使汗出不止，由于汗为心液，误汗可致亡阳，心阳伤而神明

96

乱，中无所主，可出现神昏。心液伤可致心血虚，心以阴为体，心阴不能济阳，则心阳独亢，因心主言，故可致谵语不休。提出治以清热凉血之法，方用化斑汤。

温病发疹忌升发。《温病条辨》中指出，疹为血络中病，应治以芳香透络，辛凉解肌，甘寒清血之法。不可用归、升、柴、芷、穿山甲等温燥之品，否则燔灼津液。尤其是温疹多发于春夏之时，此时天地之气，有升无降，故不可再用升药升发。而且《内经》云："冬藏精者，春不病温"，故温病之人，下焦精气已经失固，更不可升其少阳之气，而使下竭上厥。这也是遵循《内经》"无实实，无虚虚，必先岁气，无伐天和"之理。

《温病条辨》对斑疹用升提之法所致之后果也有具体描述，如可致衄血，或厥逆，或呛咳，或昏痉。因斑疹邪在血络，治宜轻宣凉解。若用柴胡、升麻辛散之品，直升少阳，可使热血上循清道而致衄血；若过升则可下竭，下竭者必致上厥，肺为华盖，受热毒之熏蒸可致呛咳；心位正阳，受升提之摧迫可见昏痉。

温病斑疹禁壅补。《温病条辨》指出，温病斑疹忌用壅补之法，否则可致瞀乱。具体解释为，如果用壅补之法，则使邪无出路，络道比经道最细，诸疮痛痒，皆属于心，既不得外出，其势必返而归之于心，而致瞀乱。

产后血虚禁用辛香走窜之品。吴瑭对产后败血上冲和血下过多所致病证进行了详细的分析，其引张璐之论，认为产后元气亏损，恶露乘虚上攻，宜急用热童便治疗。血下多而出现头晕，或神昏烦乱，用芎归汤加人参、泽兰、童便，兼补而散之。吴瑭对此治法有异议，认为血已虚，不可再用芎、归、泽兰辛窜走血中气分之品，否则更加重其虚。虽有人参扶正，但不易得。主张用三甲复脉汤、大小定风珠治疗。

产后不可不加辨证地一味使用生化汤。吴瑭对近医不加辨证，产后一概使用生化汤深恶痛绝，并对这种滥用生化汤所致的后果进行了分析。他强调生化汤能化瘀生新，所对之证为产后瘀血腹痛、儿枕痛。但近医治疗产妇腹痛，不问是拒按还是喜按，均用生化汤治疗，甚至有病家每至产后，必服生化汤十数帖，有些造成阴虚劳病，实在可悲！对有些医书所述生化汤"治产后诸病"，甚至有注"产下即服者"尤其反对。吴氏强调一定要体查孕妇的身体脉象，脉沉涩可服达生汤，如果是流利洪滑之脉，说明血中之气旺，血分温暖，不可再用辛味以走气，否则使产后下血过多而成痉厥之疾，一再警示世人要辨证用方。

产后血虚有热不可用归芎。产后血寒兼血瘀可以当归、川芎为要药，但如果是血虚而热者一定不可用。因当归是秋分始开花，得燥金辛烈之气，香窜之性异常，甚于麻、辛，只不过麻、辛无汁而味薄，当归多汁而味厚之不同。用之得当，功力最速，用之不当，为害不浅。吴瑭举例如亡血液亏，孤阳上冒等证，不可用其补血。由于当归只能温运血行，急走善窜而不能静守，误服可致瘛，瘛甚则可脱；川芎有车轮纹，其性更急于当归，其性更偏于通行而不长于守，此时世人应改用白芍，而不可恣用当归、川芎，一定要引起重视。

小儿血虚禁用辛散之品。吴瑭反对有些医家无论四时所感为何气，一概用羌、防、柴、葛治疗。其指出仲景先师有风家禁汗、亡血家禁汗、湿家禁汗、疮家禁汗四条，均为血虚致痉而论。他认为小儿痉病，多半是其不识六气，误用辛散之品所致，与医家用药不当有关。

6. 预后

吐粉红色血水预后不良。《温病条辨》指出，粉红色血水既不是血也不是液，是血与液交杂所致。若吐粉红色血水，预示着热有燎原之势，可致化源速绝而预后不良。

血上溢以脉和面色断预后。《温病条辨》指出，血从上溢，如果是脉至七八至，而面色为黑，是火极而似水，反兼胜己之

98

化，此燎原之势难以抑制，为下焦津液亏极，不能上济君火，君火反与温热之邪相合，而伤损肺金。化源绝为温病最忌之事，故预后不良。

热病以脉和出血断预后。《温病条辨》指出，若是热病七八日而脉微小，伴尿血、口干，一日半而死，如果脉代则一日就死。

咳血以汗断预后。《温病条辨》论述了咳嗽伴衄血之症的预后，认为咳嗽而衄，为邪闭肺络，若出汗可邪随汗出而解；若无汗则邪无所出，或有汗，但化源不足，使汗出不能达足者预后不良。

精血虚甚之人患温病预后不良。《温病条辨》中指出由于温病更伤精血，而精血损伤严重之人，难以胜温热之邪，故预后不良。

以脉断预后。脉至微小，不仅是阴精竭，而且阳气亦从而衰竭，致阴阳两伤之证，预后不良。

综上所述，可以看出，吴瑭辨治"血"从理论到临床，确有独到之处。其在血相关病变的辨治过程中无不因证而治，不拘于一法，尤其重视阴血在人体的重要作用，并创制了许多至今都很有影响力的方剂，有较高的研究和实用价值。

三、原文精选

1. 临床表现

《温病条辨·卷五·解产难·产后三大证论一》："产后惊风之说，由来已久，方中行先生驳之最详，兹不复议。《金匮》谓新产妇人有三病：一者病痉，二者病郁冒，三者大便难。新产血虚，多汗出，喜中风，故令人病痉；亡血复汗，故令郁冒；亡津液胃燥，故大便难。产妇郁冒，其脉微弱，呕不能食，大便反坚，但头汗出，所以然者，血虚而厥，厥而必冒，冒家欲解，必大汗出，以血虚下厥，孤阳上出，故头汗出。所以产妇喜汗出者，亡阴血虚，阳气独盛，故当汗出，阴阳乃复。大便坚，呕不能食，小柴胡汤主之。病解能食，七八日复发热者，此为胃实，大承气汤主之。按此论乃产后大势之全体也，而方则为汗出中风一偏之证而设。故沈目南谓仲景本意，发明产后气血虽虚，然有实证，即当治实，不可顾虑其虚，反致病剧也。"

2. 治则治法

《温病条辨·卷一·上焦篇·风温、温热、温疫、温毒、冬温》："十、太阴温病，气血两燔者，玉女煎去牛膝加元参主之。气血两燔，不可专治一边，故选用张景岳气血两治之玉女煎。去牛膝者，牛膝趋下，不合太阴证之用。改熟地为细生地者，亦取其轻而不重，凉而不温之义，且细生地能发血中之表也。加元参者，取其壮水制火，预防咽痛失血等证也。"

《温病条辨·卷一·上焦篇·风温、温热、温疫、温毒、冬温》："十一、太阴温病，血从上溢者，犀角地黄汤合银翘散主之。其中焦病者，以中焦法治之。"

《温病条辨·卷一·上焦篇·暑温》："三二、暑温寒热，舌白不渴，吐血者，名曰暑瘵，为难治，清络饮加杏仁、薏仁、滑石汤主之。寒热，热伤于表也；舌白不渴，湿伤于里也；皆在气分，而又吐血，是表里气血俱病，岂非暑瘵重证乎？此证纯清则碍虚，纯补则碍邪，故以清络饮清血络中之热，而不犯手；加杏仁利气，气为血帅故也；薏仁、滑石，利在里之湿，冀邪退气宁而血可止也。"

《温病条辨·卷一·上焦篇·补秋燥胜气论》："七、燥气延入下焦，搏于血分，而成症者，无论男妇，化癥回生丹主之。……此特补小邪中里，深入下焦血分，坚结不散之痼疾。若不知络病宜缓通治法，或妄用急攻，必犯瘕散为蛊之戒。此蛊乃血蛊也，在妇人更多，为极重难治之证，学者不可不预防之也。"

《温病条辨·卷二·中焦篇·风温、温热、温疫、温毒、冬温》："二十、阳明温病，舌黄燥，肉色绛，不渴者，邪在血分，清营汤主之。若滑者，不可与也，当于湿温中求之。温病传里，理当渴甚，今反不渴者，以邪气深入血分，格阴于外，上潮于口，故反不渴也。曾过气分，故苔黄而燥。邪居血分，故舌之肉色绛也。若舌苔白滑、灰滑、淡黄而滑，不渴者，乃湿气蒸腾之象，不得用清营柔以济柔也。"

《温病条辨·卷三·下焦篇·风温、温热、温疫、温毒、冬温》："二十、时欲漱口不欲咽，大便黑而易者，有瘀血也，犀角地黄汤主之。邪在血分，不欲饮水，热邪燥液口干，又欲求救于水，故但欲漱口，不欲咽也。瘀血溢于肠间，血色久瘀则黑，血性柔润，故大便黑而易也。犀角味咸，入下焦血分以清热，地黄去积聚而补阴，白芍去恶血、生新血，丹皮泻血中伏火，此蓄血自得下行，故用此轻剂以调之也。"

《温病条辨·卷三·下焦篇·风温、温热、温疫、温毒、冬温》："三十、热病经水适至，十余日不解，舌萎饮冷，心烦热，神气忽清忽乱，脉右长左沉，瘀热在里也，加减桃仁承气汤主之。前条十数日不解用玉女煎者，以气分之邪尚多，故用气血两解，此条以脉左沉，不与右之长同，而神气忽乱，定其为蓄血，故以逐血分瘀热为急务也。"

《温病条辨·卷三·下焦篇·寒湿》："四十五、湿久伤阳，痿弱不振，肢体麻痹，痔疮下血，术附姜苓汤主之。按痔疮有寒湿、热湿之分，下血亦有寒湿、热湿之分，本论不及备载，但载寒湿痔疮下者，以世医但知有热湿痔疮下血，悉以槐花、地榆从事，并不知有寒湿之因，畏姜、附如虎，故因下焦寒湿而类及之，方则两补脾肾两阳也。"

《温病条辨·卷三·下焦篇·寒湿》："四十六、先便后血，小肠寒湿，黄土汤主之。此因上条而类及，以补偏救弊也，义见前条注下。前方纯用刚者，此方则以刚药健脾而渗湿，柔药保肝肾之阴，而补丧失之血，刚柔相济，又立一法，以开学者门径。后世黑地黄丸法，盖仿诸此。"

《温病条辨·卷三·下焦篇·湿温》："五十八、疟邪久羁，因疟成劳，谓之劳疟；络虚而痛，阳虚而胀，胁有疟母，邪留正伤，加味异功汤主之。此证气血两伤，经云：劳者温之。故以异功温补中焦之气，归、桂合异功温养下焦之血，以姜、枣调和营卫，使气血相生而劳疟自愈。此方补气，人所易见，补血人所不知。经谓：中焦受气，取汁变化而赤，是谓血，凡阴阳两伤者，必于气中补血，定例也。"

《温病条辨·卷三·下焦篇·湿温》："五十九、疟久不解，胁下成块，谓之疟母，鳖甲煎丸主之。疟邪久扰，正气必虚，清阳失转运之机，浊阴生窃踞之渐，气闭则痰凝血滞，而块势成矣。胁下乃少阳厥阴所过之地，按少阳、厥阴为枢，疟不离乎肝胆，久扰则脏腑皆困，转枢失职，故结成积块，居于所部之分。谓之疟母者，以其由疟而成，且无已时也。按《金匮》原文："病疟以一月一日发，当以十五日愈；设不瘥，当月尽解；如其不瘥，当云何？此结为癥瘕，名曰疟母，急治之，宜鳖甲煎丸。"盖人身之气血与天地相应，故疟邪之著于人身也，其盈缩进退，亦必与天地相应。如月一日发者，发于黑昼月廓空时，气之虚也，当俟十五日愈。五者，生数之终；十者，成数之极；生成之盈数相会，五日一元，十五日三元一周；一气来复，白昼月廓满之时，天气实而人气复，邪气退而病当愈，设不瘥，必俟天气再转，当于月尽解。如其不瘥，又当云何？然月自亏而满，阴已盈而阳已缩；自满而亏，阳已长而阴已消；天地阴阳之盈缩消长已周，病尚不愈，是本身之气血，不能与天地之化机相为流转，日久根深，牢不可破，故宜急治也。"

《温病条辨·卷三·下焦篇·湿温》："六十六、久痢带瘀

102

血，肛中气坠，腹中不痛，断下渗湿汤主之。此涩血分之法也。腹不痛，无积滞可知，无积滞，故用涩也。然腹中虽无积滞，而肛门下坠，痢带瘀血，是气分之湿热久而入于血分，故重用樗根皮之苦燥湿，寒胜热，涩以断下，专入血分而涩血为君；地榆得先春之气，木火之精，去瘀生新；茅术、黄柏、赤苓、猪苓开膀胱，使气分之湿热，由前阴而去，不致遗留于血分也。楂肉亦为化瘀而设，银花为败毒而然。"

《温病条辨·卷四·杂说·治血论》："人之血，即天地之水也，在卦为坎坎为血卦。治水者不求之水之所以治，而但曰治水，吾未见其能治也。盖善治水者，不治水而治气。坎之上下两阴爻，水也；坎之中阳，气也；其原分自乾之中阳，乾之上下两阳，臣与民也；乾之中阳，在上为君，在下为师；天下有君师各行其道于天下，而彝伦不叙者乎？天下有彝伦攸叙，而水不治者乎？此《洪范》所以归本皇极，而与《禹贡》相为表里者也。故善治血者，不求之有形之血，而求之无形之气。盖阳能统阴，阴不能统阳；气能生血，血不能生气。至于治之之法，上焦之血，责之肺气，或心气；中焦之血，责之胃气，或脾气；下焦之血，责之肝气、肾气、八脉之气。治水与血之法，间亦有用通者，开支河也；有用塞者，崇堤防也。然皆已病之后，不得不与治其末；而非未病之先，专治其本之道也。"

3. 治疗禁忌

《温病条辨·卷一·上焦篇·风温、温热、温疫、温毒、冬温》："十六、太阴温病，不可发汗，发汗而汗不出者，必发斑疹，汗出过多者，必神昏谵语。发斑者，化斑汤主之。……温病忌汗者，病由口鼻而入，邪不在足太阳之表，故不得伤太阳经也。时医不知而误发之，若其人热甚血燥，不能蒸汗，温邪郁于肌表血分，故必发斑疹也。若其表疏，一发而汗出不止，汗为心液，误汗亡阳，心阳伤而神明乱，中无所主，故神昏。心液伤而心血虚，心以阴为体，心阴不能济阳，则心阳独亢，心主言，故谵语不休也。"

《温病条辨·卷一·上焦篇·风温、温热、温疫、温毒、冬温》："按：……疹系红点高起，麻、痦、痧皆一类，系血络中病，故主以芳香透络，辛凉解肌，甘寒清血也。其托里举斑汤方中用归、升、柴、芷、川山甲，皆温燥之品，岂不畏其灼津液乎？且前人有痘宜温，疹宜凉之论，实属确见，况温疹更甚于小儿之风热疹乎！其用升、柴，取其升发之义，不知温病多见于春夏发生之候，天地之气，有升无降，岂用再以升药升之乎？且经谓："冬藏精者，春不病温"，是温病之人，下焦精气久已不固，安庸再升其少阳之气，使下竭上厥乎！经谓"无实实，无虚虚，必先岁气，无伐天和"，可不知耶？后人皆尤而效之，实不读经文之过也。"

《温病条辨·卷二·中焦篇·风温、温热、温疫、温毒、冬温》："二十三、斑疹，用升提，则衄，或厥，或呛咳，或昏痉，用壅补则瞀乱。此治斑疹之禁也。斑疹之邪在血络，只喜轻宣凉解。若用柴胡、升麻辛温之品，直升少阳，使热血上循清道则衄；过升则下竭，下竭者必上厥；肺为华盖，受热毒之熏蒸则呛咳；心位正阳，受升提之摧迫则昏痉，至若壅补，使邪无出路，络道比经道最细，诸疮痛痒，皆属于心，既不得外出，其势必返而归之于心，不瞀乱得乎？"

《温病条辨·卷五·解产难·产后瘀血论》："张石顽云："产后元气亏损，恶露乘虚上攻，眼花头眩，或心下满闷，神昏口噤，或痰涎壅盛者，急用热童便主之。或血下多而晕，或神昏烦乱，芎归汤加人参、泽兰、童便，兼补而散之。此条极须斟酌，血下多而晕，血虚可知，岂有再用芎、归、泽兰辛窜走血中气分之品，以益其虚哉！其方全赖人参固之，然人参在今日，值重难办，方既不善，人参又不易得，莫若用三甲复脉、大小定风珠之为愈也，明者悟之。"

《温病条辨·卷五·解产难·产后瘀血论》："近见产妇腹痛，医者并不问拒按喜按，一概以生化汤从事，甚至病家亦不延医，每至产后，必服生化汤十数帖，成阴虚劳病，可胜悼哉！余见古本《达生篇》中，生化汤方下注云：专治产后瘀血腹痛、儿枕痛，能化瘀生新也。方与病对，确有所据。近日刻本，直云："治产后诸病"，甚至有注"产下即服者"，不通已极，可恶可恨。再《达生篇》一书，大要教人静镇，待造化之自然，妙不可言，而所用方药，则未可尽信，如达生汤下，"怀孕九月后服，多服尤妙"，所谓天下本无事，庸人自忧之矣。岂有不问孕妇之身体脉象，一概投药之理乎？假如沉涩之脉，服达生汤则可，若流利洪滑之脉，血中之气本旺，血分温暖，何可再用辛走气乎？必致产后下血过多而成痉厥矣。如此等不通之语，辨之不胜其辨，可为长太息也！"

《温病条辨·卷五·解产难·产后误用归芎亦能致瘛论》："当归、川芎，为产后要药，然惟血寒而滞者为宜，若血虚而热者断不可用。盖当归秋分始开花，得燥金辛烈之气，香窜异常，甚于麻、辛，不过麻、辛无汁而味薄，当归多汁而味厚耳。用之得当，功力最速，用之不当，为害亦不浅。如亡血液亏，孤阳上冒等证，而欲望其补血，不亦愚哉！盖当归止能运血，衰多益寡，急走善窜，不能静守，误服致瘛，瘛甚则脱。川芎有车轮纹，其性更急于当归，盖物性之偏长于通者，必不长于守也。世人不改用白芍，而恣用当归、川芎，何其颠倒哉！"

《温病条辨·卷六·解儿难·儿科风药禁》："近日行方脉者，无论四时所感为何气，一概羌、防、柴、葛。不知仲景先师，有风家禁汗、亡血家禁汗、湿家禁汗、疮家禁汗四条，皆为其血虚致痉也。然则小儿痉病，多半为医所造，皆不识六气之故。"

《温病条辨·卷六·解儿难·本脏自病痉》："此证则瘛病也

105

按此证由于平日儿之父母，恐儿之受寒，复被过多，著衣过厚，或冬日房屋热炕过暖，以致小儿每日出汗，汗多亡血，亦如产妇亡血致痉一理。肝主血，肝以血为自养，血足则柔，血虚则强，故曰本脏自病。然此一痉也，又实为六淫致痉之根；盖汗多亡血者，本脏自病，汗多亡卫外之阳，则易感六淫之邪也。全赖明医参透此理，于平日预先告谕小儿之父母，勿令过暖汗多亡血，暗中少却无穷之病矣，所谓治未病也。"

4. 预后

《温病条辨·原病篇》："八、《热病篇》曰：……热病七日八日脉微小，病者溲血口中干，一日半而死，脉代者一日死。"

《温病条辨·原病篇》："热病不可刺者有九：……七曰颏而衄，汗不出，出不至足者死。"

《温病条辨·原病篇》："咳而衄，邪闭肺络，上行清道，汗出邪泄可生，不然则化源绝矣。"

《温病条辨·原病篇》："病温之人，精血虚甚，则无阴以胜温热，故死。"

《温病条辨·卷一·上焦篇·风温、温热、温疫、温毒、冬温》："若吐粉红血水者，死不治；血从上溢，脉七八至以上，面反黑者，死不治，可用清络育阴法。血从上溢，温邪逼迫血液上走清道，循清窍而出，故以银翘散败温毒，以犀角地黄清血分之伏热，而救水即所以救金也。至粉红水非血非液，实血与液交迫而出，有燎原之势，化源速绝。血从上溢，而脉至七八至，面反黑，火极而似水，反兼胜己之化也，亦燎原之势莫制，下焦津液亏极，不能上济君火，君火反与温热之邪合德，肺金其何以堪，故皆主死。化源绝，乃温病第一死法也。"

《温病条辨·卷五·解产难·产后瘀血论》："又败血上冲有三：或歌舞谈笑，或怒骂坐卧，甚则逾墙上屋，此败血冲心多死，用花蕊石散，或琥珀黑龙丹，如虽闷乱，不至颠狂者，失笑散加郁金；若饱闷呕恶腹满胀痛者，此败血冲胃，五积散或平胃加姜、桂、不应，送来复丹，呕逆复胀，血化为水者，《金匮》下瘀血汤；若面赤呕逆欲死，或喘急者，此败血冲肺，人参、苏木，甚则加芒硝汤荡涤之。大抵冲心者，十难救一，冲胃者五死五生，冲肺者十全一二。"

第六章　王清任

一、医家小史

王清任（1768～1831），又名全任，字勋臣，直隶（今河北）玉田县人。王清任非常重视实践，当时正处于中西汇通的前期，他极力反对脱离实践的论病揣病。他认为："古从立方之本，效与不效，原有两途；其方效者，必是亲治其症，屡验之方；其不效者，多半病由议论，方以揣度。以议论揣度定论立方，如何明病之本源。"在著书立说方面，他强调"必须亲治其症，屡验方法，万无一失，方可传于后人。若一症不明，留于后人再补，断不可徒取虚名，恃才立论，病未经见，揣度立方"。若稍有差错，就会"以治人之心，遗作杀人之事"。这种实事求是的精神、严谨的治学态度，值得我们学习。

《医林改错》是体现王清任学术思想的主要代表著作，是其数十年对人体解剖结构的亲自观察研究，结合自己临床实践的经验结晶。书中总结了"瘀血"致病的理论及瘀血证的治疗方药，全面体现了其在认识、诊断、辨证用药治疗血瘀证方面的学术思想。理论方面，王氏强调"补气活血"与"活血逐瘀"两个主要治法；其所创立的活血逐瘀方剂，对治疗各种瘀血证有较好的疗效。书中理论朴实而实用，方药精炼而效著，是一部集活血化瘀大成之作。《医林改错》不仅是一部临床医学专著，更是一部专门研究血瘀理论的重要著作，对后世活血化瘀法的运用和研究产生了深远影响，至今仍有很高的科学研究和临床运用价值。

二、论血挈要

1. 临床表现

瘀病表现繁多。《医林改错》中所列的血瘀证涉及诸多方面，如"若血瘀，有血瘀之症可查，后有五十种血瘀证互相参考"。

王清任将血瘀证分为三类，一类具有血瘀特征者，如肚腹疼痛，积块痛处不移，或局部颜色改变，如白癜风、紫癜风、紫印脸、青记脸，或月经不调，经血淋漓不尽，其色或紫或黑，夹块或小腹痛。一类无明显瘀血征，但经观察及辨证，排除他症者，如患头痛，无表证，无里证，元气虚、痰饮等证，用活血化瘀法治愈。还有一类则是久治不愈，百法不效，用活血化瘀法治疗取效者，如忽然胸痛，用木金散、瓜蒌、陷胸、柴胡皆不应，用血府逐瘀汤一剂而痛止；自汗盗汗用补气、固表、滋阴、降火不效，用活血化瘀方而汗止。

王清任对某些疾病病机的认识与前人不同，如对发热病机的理解，王氏认为发热并非正邪交争所致，而是与血有关，是"邪向血内攻，血向外抗拒，一攻一拒；故寒热往来"。故虽无血瘀确征，却用化瘀法治疗，反映了王氏对瘀血证理解的深刻和独到，为临床扩大活血化瘀法适应证范围有很重要的指导意义。

提及血府，其瘀之表现不同。血府，是王氏学术之特色脏腑。《医林改错》中云："血府即人胸下膈膜一片，其薄如纸，最为坚实，前长与心口凹处齐，从两胁至腰上，顺长加坡，前高后低，低处如池，池中存血，即精汁所化，名曰血府。"从中可以看出，王清任认为血府位于人体胸中膈上之间，其生理特点是化生血液，储存血液，通过营总管灌溉五脏六腑、四肢百骸。

血府血瘀，为血府之血的一种病理现象。血府乃储血生血之脏，奉精而化血，灌输血液于营总管而行全身。如有血瘀内阻于血府，闭结胸膈，瘀阻不行，其证非常复杂。故"惟血府之血，瘀而不活，最难分别"。王清任认为血府血瘀之证根本病位在血府，由于血府血瘀，旧血不去，新血不生，不能很好地为营总管输送血液，故可表现在神志、情欲、脏腑、头目、饮食上的病症，因此其症复杂多变。王清任辨证论治，立血府逐瘀汤，治胸中血府血瘀之症。

王清任尤其提及，由于血府瘀血部位之特殊，其发热表现与其他瘀血有别，后半日发烧，前半夜更甚，后半夜轻，前半日不烧，而且指出热势随瘀血之轻重而不同，治疗亦有别。如《医林改错》："惟血府之血，瘀而不活，最难分别。后半日发烧，前半夜更甚，后半夜轻，前半日不烧，此是血府血瘀；血瘀之轻者，不分四段，惟日落前后烧两时，再轻者，或烧一时，此内烧兼身热而言；若午后身凉，发烧片刻，乃气虚参芪之症；若天明身不热，发烧止一阵，乃参附之症。不可混含从事。"王氏提示我们要据发热之特征诊断病因，而后辨证施治。

2. 病因病机

提出痹有瘀血说。关于痹证，王清任之前的诸多医家对痹证病因病机的认识多遵《内经》"风寒湿三气杂合而为痹"之理论，治以祛风、散寒、清热、除湿、滋阴、养血等法。而王清任在多见外伤致瘀而成痹，治痹针对风寒湿治疗无效而诸痹加用活血化瘀药取效的基础上，经过不断反思和探索，正式提出了"痹证有瘀血"说。

"痹有瘀血"一说是王氏对痹证的一种新认识，是认识痹证病机的一种新理论，并在此基础上创制了治疗痹证的一种新方法，即在治疗诸痹证所致疼痛中善用活血化瘀药。王氏在"痹症有瘀血说"篇中指出："（痹症）用温热发散药不愈，用利湿降火药无功，用滋阴药有无效者，是因风寒湿热之邪入于血脉，使血凝不畅之故，所以采用逐瘀活血、通经祛邪之法，把活血药和祛风药同用。"他认为痹证久治不愈的根本原因在于内有瘀血阻滞经络,故用祛风除湿药配伍活血化瘀药治疗并取得佳效。这也无形中符合了中医"治风先治血,血行风自灭"的治疗方法。其创四逐瘀汤分别治疗全身不同部位之疼痛。王清任在《医林改错》中指出:"若总治以逐风寒去湿热,只可使已凝之血更不能活,宜用身痛逐瘀汤。"

"痹有瘀血"一论对临床认识和治疗各种痹证发挥着重要的指导作用。

邪与血结致瘀。王清任指出邪与血结亦是血瘀的重要原因,即"血受寒则凝结成块,血受热则煎熬成块","温毒在内烧炼其血,血受烧炼,其血必凝……血凝阻塞血之道路"。可见血瘀之形成不仅与寒有关,与热亦有密切关系。此病因的认识,对临床血瘀证的治疗很有指导意义。

重视气血理论,强调气病致瘀。在对疾病的认识上,王清任发展了《内经》气血理论,认为气血为人体最重要的物质,百病皆伤气血,指出无论何病必然会影响到气血,诊治疾病首先要辨清气血的虚实。如《医林改错》:"治病之要诀,在明白气血,无论外感、内伤,要知初病伤人,何物不能伤脏腑,不能伤筋骨,不能伤皮肉,所伤者无非气血。"王氏根据自己的实践观察和临床经验,对气血论作了新的理论创新,如"血管无气,必停留而血瘀","气通血活,何患不除?"治疗血瘀要"气行则动","气通而不滞,血活而不瘀"。可以说,气血理论贯穿于《医林改错》全书之中。

3. 诊断

王清任诊病非常细心,指出在诊半身不遂时,须审气血之荣枯,辨经络之通滞,如《医林改错·半身不遂论叙》:"凡遇是症,必细心研究,审气血之荣枯,辨经络之通滞。"故应以是否疼痛辨是否有气血被风火湿痰阻滞,以辨清是半身不遂还是痹证。如《医林改错·半身不遂辨》："经络所藏者，无非气血。气血若为风火湿痰阻滞，必有疼痛之症。有疼痛之症，乃是身痛之痹症，非是半身不遂。半身不遂，无疼痛之症。余平生治之最多，从未见因身痛痹症而得半身不遂者，由此思之，又非风火湿痰所中。"从中可以体会王氏诊病之细致认真。

4. 治则治法

建气虚血瘀理论，创补气活血之法。王清任根据自己的实践发展了中医学的气血理论。对于气，他充分认识到元气的重要性，提出："元气即火，火即元气。此火乃人生命之源"；"元气藏于气管之内，分布周身，左右各得其半。人行坐动转，全仗元气。若元气足，则有力；元气衰，则无力；元气绝，则死矣"；"气有虚实，实者邪气实，虚者正气虚"。即正气为病唯有虚候，无实证可言；有余之实证是邪气所伤，故诊病治病应从人身正气虚考虑。"正气虚，当与半身不遂门四十种气虚之症，抽风门二十种气虚之症互相参考。"说明气虚证十分广泛，临床常见。对于血，他提出"血有亏瘀，血亏必有亏血之因……"，并明确提出气虚血瘀学说："元气即虚，必不能达于血管。血管无气，必停留而瘀"，即气虚不能推动血液运行，血液运行无力而成瘀。

《半身不遂本源》明确指出："半身不遂，亏损元气，是其本源。"同时认为，气虚多见有血瘀，血瘀多由气虚所致。故治疗上根据《素问·阴阳应象大论》"血实者宜决之，气虚者宜掣引之"的治则，"审气血之荣枯，辨经络之通滞"，补气为主兼以活血，方能使"周身之气，通而不滞，活而不瘀，气通血活，何患疾病不除"。由此创立补气活血法。此法以大补元气为主，配伍少量活血之品，通过补气为主而达气足血活之目的，用以治疗半身不遂，口眼歪斜，口角流涎，遗尿不禁，语言謇涩，吐泻转筋，身凉多汗，及产后抽风，痘后危证等诸多气虚血瘀证。王氏创制著名的补阳还五汤，是其所创气虚血瘀理论的代表方剂，对中风证的治疗与康复有着极其重要的指导意义。通过大剂量补气药（四两黄芪）与少量活血通络药（归尾、川芎、桃仁、红花、地龙）配伍，使元气充足，从而达到气通血活的目的，多用来治疗中风瘫痪诸症。由此可看出，王氏补气活血之意在峻补元气以活血。

此外，王清任全面继承了先贤运用补气活血法之经验。在《医林改错》一书中，他创制了许多补气活血方剂，用以治疗内外妇儿各科疾病。在二十三首活血化瘀方剂中，以黄芪命名或为主药的有十余首，如助阳止痒汤、足卫和荣汤、黄芪桃红汤、黄芪赤风汤、古开骨散、止泻调中汤等，在这些方剂中，黄芪的最大用量达到八两（黄芪桃红汤），而活血药的最大用量不超过五钱。由此可以看出不论从药物配伍还是从药物剂量的酌定上，均是王氏气虚血瘀理论的具体体现。这些理论的提出，为其活血化瘀系列方药的创立奠定了理论基础。

可以说，王清任在长期的临床实践中，发展了前人有关气血的理论，积累了许多治疗气虚血瘀证的经验，提出的"气血理论"和创立的"气虚血瘀"学说对现代临床血瘀证的治疗具有重要的指导意义，被后世广泛遵从并得以丰富发展，其所创立的补气活血法已广泛运用于中风等病的治疗当中。

寓行气于活血之中。《灵枢·百病始生篇》云："若内伤于忧怒则气上逆，气上逆则六输不通、温气不行，凝血蕴里而不散。""气行则血行，气滞则血瘀。"前人有关气滞血瘀之论已备，王清任对此没有详细论述，但从其大量的活血化瘀方来看，是针对气滞血瘀而制，均以活血化瘀与理气同用，其认为"能使周身之气通而不滞，血活而不瘀，气通血活，何患疾病不除"。治疗上在强调活血逐瘀的同时，还强调化瘀必须行气，气行则血活瘀化。

王清任勤于实践，并在总结前代医家经验的基础上运用行气活血法创制了血府逐瘀汤、膈下逐瘀汤等一系列体现行气活血法的方剂，治疗因气滞而血瘀或因血瘀而气滞之头痛、胸痛、胸任重物、失眠、积块等症。这些方多为在大队活血化瘀药如桃仁、红花、当归、赤芍、川芎等中，伍以行气之乌药、枳壳、柴胡、香附、桔梗等品。如行气活血之代表方血府逐瘀汤由活血化瘀之桃红四物汤合疏肝理脾之四逆散加桔梗、牛膝而成，既活血瘀，又行气郁。在临床治疗以气滞血瘀证为主要表现的内外妇儿各科疾病中疗效卓著，对后世瘀血病证的治疗具有极大的指导意义。

由此可见，王清任从气血关系论述气在瘀血证中的重要作用，并非见血论血、见血治血，而是辨证施治，治病求本，这不仅对临床有重大的指导意义，而且对丰富中医"血"的理论有重要作用。

治瘀之法完备。王清任在继承前人理论与实践的基础上，对《内经》《伤寒论》之逐瘀法加以补充，在运用活血化瘀方法方面独有建树，是对活血化瘀最有贡献的医家。王氏根据自己所创的气血理论明确提出了补气活血法和行气活血法，又在具体的瘀血病证中根据不同性质的瘀血证，总结了活血化瘀法运用的规律。清代名医唐容川曾赞曰："极言血瘀症最详。"王氏针对瘀血证的病因病机，创造性地创立了泻热活血法、温经活血法、解毒活血法、通窍活血法、通下活血法、祛痰活血法、祛风除湿活血（宣痹活血）法、回阳活血法、滋阴活血法、逐水活血法、活血止血法、养血安神活血法、平肝潜阳活血法、敛疮生肌活血法等活血化瘀治疗方法。诸多活血化瘀法的确立均是王氏辨证论治精神的具体体现，不愧为研究血瘀理论与活血化瘀治法做出巨大贡献的一代宗师。

5. 治疗方药

（1）创制诸多新方

王清任是一位富于创新精神的医学家，在补气活血与活血逐瘀的学术思想指导下，细心研究四十余年，创制出"万无一失"的屡验方法传于后世。在其著作《医林改错》中，收录的33首方中有31首为他自己创制。另有古下瘀血汤、古没竭散、古开骨散、加味止痛没药散四首乃王氏根据前代医家之方加减衍化而成，亦属王氏活血化瘀方药体系的重要组成部分。所创诸方以治疗瘀血证为主，组方以活血化瘀之品为主，根据病因不同，分别施以补气、行气、温经、凉血、开窍、祛风湿等药物。

王氏所创各方配伍简明扼要、思路清晰、主次分明，用药严谨，行之有确效。如治疗半身不遂的补阳还五汤，具有补气活血，逐瘀通络的功效；治疗胸中瘀血证的血府逐瘀汤，具有活血祛瘀，行气止痛的功效；治疗少腹瘀血证的少腹逐瘀汤，具有温经散寒，活血祛瘀，消肿止痛的功效；治疗吐泻转筋，身出冷汗的急救回阳汤，具有活血化瘀，回阳救逆的功效；治疗气血痹阻经络的身痛逐瘀汤，具有活血化瘀，祛风除湿的功效；治疗头面部瘀血的通窍活血汤，具有活血化瘀，开窍通络的功效；治疗膈下瘀血证的膈下逐瘀汤，具有活血化瘀，破瘀散结的功效等。如此众多的活血化瘀名方对后世产生了深远的影响，备受后世医家推崇，对促进血瘀学说的发展做出了重要贡献。

（2）用药独具慧眼

王清任在《医林改错》中用药非常考究，所创制之方各有特色，如用药量的不同、配伍方法的不同等。因此，在他创制的一系列方药中，已形成了自己的体系。其活血化瘀方配伍的主要特点如下：

部位不同，用方不同。王清任治疗血瘀证有一个显著特点，是辨别部位选用药。他根据亲身解剖实践所得，把人身分为内外上下等部，如"在外分头面、四肢、周身血管；在内分膈膜上下两段，膈膜以上，心肺咽喉，左右气门，其余之物皆在膈膜以下"。并根据不同的部位分别用方施治。

如其根据"头发脱落""眼疼白珠红""耳聋年久""紫印脸"等判定血瘀在头面，用通窍活血汤治头面、四肢、周身血管血瘀之证，方中有鲜姜、老葱、麝香宣窍通络；根据"胸痛""胸不任物""心跳心忙"等判定为血瘀在胸中血府，用血府逐瘀汤治胸中血府血瘀之证，方中有柴胡、桔梗达上部；根据胁下"积块""痛不移处""卧则腹坠"等判定为血瘀在膈下，用膈下逐瘀汤治肚腹血瘀之证，方中有玄胡、香附、乌药理气止痛；根据"妇人少腹积块，痛经崩漏"等判定血瘀在少腹，用少腹逐瘀汤治少腹积块疼痛等证，方中有小茴香、干姜、肉桂温经散寒，通达下焦。其他如咽喉部血瘀，"会厌血凝，不能盖严气门，故饮水渗入既呛"，用会厌逐瘀汤；中风半身不遂，气虚血瘀，用补阳还五汤；痹症血瘀周身疼痛，用身痛逐瘀汤等。

以上辨证与辨部位相结合治疗血瘀证的思维方法是王氏对血瘀证认识的又一贡献，具有很强的针对性和创新性，为后世医家辨证施治提供了新的思路并具有一定的借鉴价值。

益气重用黄芪。王清任根据其所创的气虚血瘀理论，认为"元气即虚，必不能达于血管。血管无气，必停留而瘀"。在其补气活血方中，《医林改错》全书共用药物83味，其中补气药仅有党参、白术、红枣、甘草、黄芪数味。在所有药味中，王清任最重黄芪。在全书33方中，黄芪使用了11次，且均为君药。在他的11个补气方中，除治急性吐泻转筋、身凉、汗多，重用四逆汤加党参回阳救逆外，其余10个方如补阳还五汤、黄芪赤风汤、急救回阳汤，皆重用黄芪配伍少量化瘀通络之品，主治气虚引起的半身不遂、瘫腿、脱肛、产后抽风、痘后气虚夹痢、泄泻、抽风身痒等。

可见王氏为达补气生血，气旺血行之目的，善用黄芪，在一定程度上重用黄芪。此亦表明王氏对药物功用与剂量之间的关系及与病机的相合程度已心如明镜，了如指掌。

活血善用桃红等。王清任创立的活血化瘀方中，大多数配伍有活血化瘀药物，如血府逐瘀汤中有红花、桃仁、川芎、赤芍等，膈下逐瘀汤中有桃仁、川芎、赤芍、五灵脂、红花等，少腹逐瘀汤中有五灵脂、没药、川芎、赤芍、蒲黄等，通窍活血汤中有桃仁、红花等，身痛逐瘀汤中有桃仁、红花、川芎、没药、乳香、牛膝等，解毒活血汤中有赤芍、桃仁、红花等，急救回阳汤中有桃仁、红花等，会厌逐瘀汤中有桃仁、红花等，助阳止痒汤中有桃仁、红花、赤芍、穿山甲等，足卫和荣汤中有桃仁、红花等，止泻调中汤中有川芎、红花等，黄芪桃红汤中有桃仁、红花等，补阳还五汤中有桃仁、红花、川芎、赤芍等，古下瘀血汤中有桃仁、䗪虫等。

总之，在以化瘀为主的 9 个方和以益气为主的 11 个方中，用桃仁、红花的有 13 方，用当归、赤芍的有 10 方，用川芎的有 7 方；其次用五灵脂、没药、蒲黄、丹皮、䗪虫，配合穿山甲、地龙、皂角刺加强化瘀通经活络的作用。可以看出，使用最多的活血药物为桃仁、红花、赤芍、川芎，其次为没药、乳香、五灵脂、牛膝、蒲黄、穿山甲、䗪虫，存在一定的用药规律。它们是以桃红四物汤为基础，与其他药物加减配伍而成的针对各种病机及不同部位的以活血化瘀为主要作用的方剂。这种配伍方式虽以活血化瘀为主体，却扩大了活血化瘀法的治疗范围，使其临床治疗体系更加完善。这提示我们在临床对活血化瘀方的使用中，在一定的用药规律指导下，针对不同的病机，经不同的加减配伍可扩大其使用范围。

用量细心考究。王清任在其"气虚致瘀"理论指导下，在对活血药量与作用关系"少用则活，多用则破"的深刻认识下，在《医林改错·怀胎说》中指出"药味要紧，份量更要紧"。在其所创方剂使用的药物中，王清任最重黄芪。黄芪的用量少则为八钱，多则为八两，一般在一两至四两之间。黄芪与其他药物用量之比更是相差悬殊。如补阳还五汤中黄芪与其他药物用量比为5：1；黄芪桃红汤为16：1；黄芪赤风汤为10：1，黄芪甘草汤为5：1，黄芪防风汤为40：1。在各方的配伍中，选药精细，配伍恰当，药味虽少，但功专力宏，达到气旺则血行，活血而不伤正之目的。由此可以看出王清任以气血立论，对气血的作用及气血之间的关系已有深刻了解。王氏此种用药剂量比例前所未有，为其又一创新所在。

活血化瘀，慎用破血逐瘀药。王清任用活血化瘀法治疗血瘀证，从所使用的活血药来看，使用最多的是桃仁、红花、赤芍、川芎，其次为没药、乳香、五灵脂、牛膝、蒲黄、穿山甲、䗪虫。这些药物均比较平和，不致峻烈，少伤正气，而且王氏此类药用量又少，是为避免"少用活血，多用破血"之弊，意为通过和营行血而达逐瘀护正之效。

水蛭、虻虫、三棱、莪术等为破血逐瘀药，药性峻猛，且大多有毒，易耗血、动血、耗气、伤阴，伤人正气，为治标而不治本。王氏方中慎用破血逐瘀药，是为了驱邪不伤正、标本兼顾。但王清任也不是不用破血逐瘀药，在他的解毒活血汤、癫狂梦醒汤、通经逐瘀汤中，桃仁用量达24g，用以破血散瘀，治疗瘀血凝滞于血管之血瘀重症。由此可见，王氏对证候的了解，对药物功用与用量的深刻体会，对临床病证治疗方法的把握，已游刃有余，有很深的造诣。

活血不忘养血。王清任不仅注重补气、理气、活血化瘀药物的应用，在应用活血化瘀治疗疾病时，还十分注重养血药物的运用，其常在活血化瘀时，配伍一些养血之品，如补阳还五汤中配伍当归，血府逐瘀汤中配伍当归、生地等。从中也可看出"瘀血不去，新血不生"，血瘀之证往往包含有血虚的因素。这反映了王氏治瘀不忘养血的思想。

重视元气，行气之品用药轻灵。王清任认为："治病之要

118

诀，在明白气血。"尤其重视元气的作用。"人行坐动转，全仗元气。若元气足则有力，元气衰则无力，元气绝则死矣。"故行气时，选药仅用柴胡、枳壳、香附、乌药、玄胡等，而未用行气力猛之破气之品。从所选药物看，乌药气味辛薄，为行气药中之轻灵之品，不刚不燥，是肝脾气分之最驯良者；玄胡善行气滞，疏气之力颇著，无攻破下泄重损真气之虞，尤其擅长解肝脾两家郁结；柴胡主治胸胁苦满，透邪泄热；香附通行十二经，气药中之最驯良而不嫌其燥者。从中可以看出王氏十分重视人生之气，虽在治疗血瘀证时常配伍行气之品，但选药平和不燥，时刻注意保护正气。

多用汤剂以荡瘀血。在王清任所使用的 33 方中，大部分为汤剂，仅有玉龙膏、碯砂丸、刺猬皮散、木耳散、抽葫芦酒、小茴香酒等 9 方不是汤剂。从中可以看出，王清任治瘀时用汤剂加强祛瘀之力，通过"汤者，荡也"，全力去除瘀血，使邪去正安。而且汤剂易于随证加减，便于据病情的变化辨证易药，更切合临床需要。

6. 治疗禁忌

王清任指出中风为元气大虚而致血瘀，不可误用散风、清火、攻伐之品，否则气散瘀凝血亡。如《医林改错·论小儿抽风不是风》："元气既虚，必不能达于血管，血管无气，必停留而瘀。以一气虚血瘀之症，反用散风清火之方，安得不错？服散风药，无风服之则散气；服清火药，无火服之则血凝；再服攻伐克消之方，气散血亡，岂能望生？溯本穷源，非死于医，乃死于著书者之手。"故其论治中风，主以大补元气，兼以活血通络之法。此论对我们临床治疗虚中夹瘀之疾有很大的指导意义。

综上所述，王清任在《黄帝内经》《伤寒论》《金匮要略》等对瘀血论述的基础上，对瘀血证从理论到临床，进行了系统深入的研究，并提出一整套包括理、法、方、药完整的治疗体系，创立诸多逐瘀新方，添补了前人之未备。其瘀血理论对世人影响巨大，之后瘀血证得到广泛的重视，活血化瘀等治疗瘀血证的方法被广泛应用于临床诸多病种并收到良好疗效。一百多年来，《医林改错》有关瘀血证的学术成就一直影响着瘀血证的理论研究和临床实践，至今仍熠熠生辉。中医血瘀学说，至王清任而趋于完善。王清任既重视对前人理论和经验的继承，又勇于改革创新，师古而不泥古的治学精神，更值得后学者继承和发扬。

三、原文精选

1. 临床表现

《医林改错》："伤寒、瘟病后头发脱落，各医书皆言伤血，不知皮里肉外血瘀，阻塞血路，新血不能养发，故发脱落；无病脱发，亦是血瘀。用药三付，发不脱，十付必长新发。"

《医林改错》："眼疼白珠红，俗名暴发火眼。血为火烧，凝于目珠，故白珠红色。无论有云翳无云翳，先将此药吃一付，后吃加味止痛没药散，一日二付，三两日必全愈。"

《医林改错》："色红是瘀血，无论三二十年，此方服三付，可见效，二三十付可全愈，舍此之外，并无验方。"

《医林改错》："耳孔内小管通脑，管外有瘀血，靠挤管闭，故耳聋。晚服此方，早服通气散，一日两付，三二十年耳聋可愈。"

《医林改错》："血瘀于皮里，服三五付，可不散漫，再服三十付，可痊。"

《医林改错》："脸如打伤血印，色紫成片，或满脸皆紫，皆血瘀所致，如三五年，十付可愈，若十余年，三二十付必愈。"

《医林改错》："血瘀症，长于天庭者多，三十付可愈。白癜、紫癜、紫印、青记，自古无良方者，不知病源也。"

《医林改错》："牙者骨之余，养牙者血也。伤寒、瘟疫、痘疹、痞块，皆能烧血，血瘀牙床紫，血死牙床黑，血死牙脱，人岂能活，再用凉药凝血，是促其死也。遇此症，将此药晚服一付，早服血府逐瘀汤一付，白日煎黄芪八钱，徐徐服之，一日服完，一日三付，三日可见效，十日大见效，一月可全愈。纵然牙脱五七个，不穿腮者，皆可活。"

《医林改错》："血府血瘀，血管血必瘀，气管与血管相连，出气安得不臭，即风从花里过来香之义。晚服此方，早服血府逐瘀汤，三五日必效。无论何病，闻出臭气，照此法治。"

《医林改错》："无论何病，交节病作，乃是瘀血。何以知其是瘀血？每见因血结吐血者，交节亦发，故知之。服三付不发。"

《医林改错》："醒后出汗，名曰自汗；因出汗醒，名曰盗汗，盗散人之气血。此是千古不易之定论。竟有用补气、固表、滋阴、降火，服之不效，而反加重者，不知血瘀亦令人自汗、盗汗，用血府逐瘀汤，一两付而汗止。"

《医林改错》："身外凉，心里热，故名灯笼病，内有血瘀。认为虚热，愈补愈瘀；认为实火，愈凉愈凝。三两付血活热退。"

《医林改错》："即小事不能开展，即是血瘀，三付可好。"

《医林改错》："平素和平，有病急躁，是血瘀。一二付必好。"

《医林改错》："夜睡梦多，是血瘀，此方一两付全愈，外无良方。"

《医林改错》："饮水即呛，乃会厌有血滞，用此方极效。古人评论全错，余详于痘症条。"

《医林改错》："夜不能睡，用安神养血药治之不效者，此方若神。"

《医林改错》："夜不安者，将卧则起，坐未稳又欲睡，一夜无宁刻，重者满床乱滚，此血府血瘀，此方服十余付，可除根。"

《医林改错》："无故爱生气，是血府血瘀，不可以气治，此方应手效。"

《医林改错》："小儿痞块，肚大青筋，始终总是血瘀为患，此方与前通窍活血汤、血府逐瘀汤，三方轮转服之，月余，未有不成功者。"

《医林改错》："凡肚腹疼痛，总不移动，是血瘀，用此方治之极效。"

《医林改错》："泻肚日久，百方不效，是总提瘀血过多，亦用此方。"

2. 病因病机

《医林改错·半身不遂辨》："经络所藏者，无非气血。气血若为风火湿痰阻滞，必有疼痛之症。有疼痛之症，乃是身痛之痹症，非是半身不遂。半身不遂，无疼痛之症。余平生治之最多，从未见因身痛痹症而得半身不遂者。由此思之，又非风火湿痰所中。"

《医林改错》："血有亏瘀，血亏，必有亏血之因，或因吐血、衄血，或溺血、便血，或破伤流血过多，或崩漏、产后伤血过多；若血瘀，有血瘀之症可查，后有五十种血瘀症，互相参考。惟血府之血，瘀而不活，最难分别。后半日发烧，前半夜更甚，后半夜轻，前半日不烧，此是血府血瘀。血瘀之轻者，不分四段，惟日落前后烧两时；再轻者，或烧一时。此内烧兼身热而言。若午后身凉，发烧片刻，乃气虚参耆之症；若天明身不热，发烧止一阵，乃参附之症。不可混含从事。"

3. 治则治法

《医林改错·方叙》："立通窍活血汤，治头面四肢周身血管

122

血瘀之症；立血府逐瘀汤，治胸中血府血瘀之症；立膈下逐瘀汤，治肚腹血瘀之症。病有千状万态，不可以余为全书。"

《医林改错》："伤寒、瘟病后头发脱落，各医书皆言伤血，不知皮里肉外血瘀，阻塞血路，新血不能养发，故发脱落；无病脱发，亦是血瘀。用药三付，发不脱，十付必长新发。"

《医林改错·通窍活血汤所治之症目·耳聋年久》："耳孔内小管通脑，管外有瘀血，靠挤管闭，故耳聋。晚服此方，早服通气散，一日两付，三二十年耳聋可愈。"

《医林改错·通窍活血汤所治之症目·白癜风》："血瘀于皮里，服三五付，可不散漫，再服三十付，可痊。"

《医林改错·通窍活血汤所治之症目·牙疳》："牙者骨之余，养牙者血也。伤寒、瘟疫、痘疹、瘟块，皆能烧血，血瘀牙床紫，血死牙床黑，血死牙脱，人岂能活，再用凉药凝血，是促其死也。遇此症，将此药晚服一付，早服血府逐瘀汤一付，白日煎黄芪八钱，徐徐服之，一日服完，一日三付，三日可见效，十日大见效，一月可全愈，纵然牙脱五七个，不穿腮者，皆可活。"

《医林改错·通窍活血汤所治之症目·小儿疳证》："疳病初起，尿如米泔，午后潮热，日久青筋暴露，肚大坚硬，面色青黄，肌肉消瘦，皮毛憔悴，眼睛发眬。古人以此症，在大人为劳病，在小儿为疳疾，照前症再添某病，则曰某疳，如脾疳、疳泻、疳肿、疳痢、肝疳、心疳、疳渴、肺疳、肾疳、疳热、脑疳、眼疳、鼻疳、牙疳、脊疳、蛔疳、无辜疳、丁奚疳、哺露疳，分病十九条，立五十方，方内多有栀子、黄连、羚羊、石膏大寒之品。因论病源，系乳食过饱，肥甘无节，停滞中脘，传化迟滞，肠胃渐伤，则生积热，热盛成疳，则消耗气血，煎灼津液，故用大寒以清积热。余初时对症用方，无一效者。后细阅其论，因饮食无节，停滞中脘，此论是停食，不宜大寒之品；以传化迟滞，肠胃渐伤，则生积热之句而论，当是虚热，又不宜用大寒之品。后遇此症，细心审查，午后潮热，至晚尤甚，乃瘀血也。青筋暴露，非筋也，现于皮肤者，血管也，血管青者，内有瘀血，渐至肚大坚硬成块，皆血瘀凝结而成。用通窍活血汤，以通血管；用血府逐瘀汤，去午后潮热；用膈下逐瘀汤，消化积块。三方轮服，未有不愈者。"

《医林改错·血府逐瘀汤所治之症目·呃逆》："因血府血瘀，将通左气门右气门归并心上一根气管从外挤严，吸气不能下行，随上出，故呃气。若血瘀甚，气管闭塞，出入之气不通，闷绝而死。古人不知病源，以橘皮竹茹汤、承气汤、都气汤、丁香柿蒂汤、附子理中汤、生姜泻心汤、代赭旋覆汤、大小陷胸等汤，治之无一效者。相传咯忒伤寒，咯忒瘟病，必死。医家因古无良法，见此症则弃而不治。无论伤寒、瘟疫、杂症，一见呃逆，速用此方，无论轻重，一付即效。此余之心法也。"

《医林改错·膈下逐瘀汤所治之症目·积块》："积聚一症，不必论古人立五积、六聚、七癥、八瘕之名，亦不议驳其错，驳之未免过烦。今请问在肚腹能结块者，是何物？若在胃，结者必食也；在肠，结者燥粪也；积块日久，饮食仍然如故，自然不在肠胃之内，必在肠胃之外。肠胃之外，无论何处，皆有气血，气有气管，血有血管，气无形不能结块，结块者，必有形之血也。血受寒，则凝结成块；血受热，则煎熬成块。竖血管凝结，则成竖条，横血管凝结，则成横条，横竖血管皆凝结，必接连成片，片凝日久，厚而成块。既是血块，当发烧。要知血府血瘀，必发烧，血府血之根本，瘀则殒命；肚腹血瘀，不发烧，肚腹血之梢末，虽瘀不致伤生。无论积聚成块，在左肋、右肋、脐左、脐右、脐上、脐下，或按之跳动，皆以此方治之，无不应手取效。病轻者少服，病重者多服，总是病去药止，不可多服。倘病人气弱，不任克消，原方加党参三五钱皆可，不必拘泥。"

《医林改错·膈下逐瘀汤所治之症目·小儿痞块》："小儿痞块，肚大青筋，始终总是血瘀为患，此方与前通窍活血汤、血府逐瘀汤，三方轮转服之，月余，未有不成功者。"

《医林改错·膈下逐瘀汤所治之症目·痛不移处》："凡肚腹疼痛，总不移动，是血瘀，用此方治之极效。"

《医林改错·膈下逐瘀汤所治之症目·肾泻》："五更天泄三两次，古人名曰肾泄，言是肾虚，用二神丸、四神丸等药，治之不效，常有三五年不愈者。病不知源，是难事也，不知总提上有瘀血，卧则将津门挡严，水不能由津门出，由幽门入小肠，与粪合成一处，粪稀溏，故清晨泻三五次。用此方逐总提上之瘀血，血活津门无挡，水出泻止，三五付可全愈。"

4. 治疗禁忌

《医林改错·论小儿抽风不是风》："元气既虚，必不能达于血管，血管无气，必停留而瘀，以一气虚血瘀之症，反用散风清火之方，安得不错。服散风药，无风服之则散气；服清火药，无火服之则血凝；再服攻伐克消之方，气散血亡，岂能望生。溯本穷源，非死于医，乃死于著书者之手。"

第七章　江　秋

一、医家小史

江秋，字岚霞，后改名涵墩，别字笔花，归安（今浙江吴兴）县人。大约生于十八世纪四十年代末，卒于十九世纪三十年代。《笔花医镜》为江秋代表作，其中多是其切身临证体会和治疗经验。该书语言通俗易懂，以脏腑之虚实寒热为辨证总纲，并由此对疾病进行分类，归纳相关方药，体现了以一摄万的特点，正如书中所说："诚愿有志者熟玩是编，据为要领，而旁参诸大家之说，自可一览了然。将近以事亲，远以济众，于生灵不无稍补焉。"

书中关于血的内容涉及血的生成、循行、功能，及与气、津、经络的关系。主要系统地论述了心、肝、肾、脾、肺、胃、胆、大肠、膀胱各个系统的生理病理情况，血的病变，临床表现，方药加减，病因病机等各方面内容；以及妇女由室女到产后一系列生理变化及病理变化的治疗、调护及预防。

二、论血挈要

1. 血理论

江笔花指出，血在人体中非常重要，与脏腑关系密切，血由脏腑化生，同时又推动脏腑功能的运动，以及提供给脏腑营养。具体来说，血与心、肾、肝最为密切。如江氏认为心的生理功能正常，血得以濡养额上及手足心，才能有正常的思维智慧和旺盛的血脉供应。

江笔花还指出，脏腑功能的异常会导致血虚或出血等疾病，如肾虚可致肝的功能失常以致影响血的生成而导致血虚。脾虚不能统血可致肠血，肝火旺使血失所藏亦致出血，并提出可用疏肝养血健脾之逍遥散来治疗。

血病反过来也对脏腑功能产生影响。血旺则肝有血藏而肝气旺，血衰则肝气衰。气血足则胆气壮，气血虚则胆气怯等。如肝胆赖血以养，失血濡养可致其循行部位出现动气作痛等病变。

由此可见，脏腑功能的正常与否直接影响到血的生成、循行及功能的发挥，而血的充足与否也可影响到脏腑功能的正常发挥。

2. 临床表现

血虚之诸多表现及治疗方药。《笔花医镜》中论述了许多由血虚所致的临床表现，并给以治疗方药。如《笔花医镜·心部》论及心血虚，其症状为左寸脉必弱，伴见心悸、不得卧、健忘、虚痛、怔忡、遗精、惊悸等。《笔花医镜·肝部》论及肝血虚，认为血虚可致血不营筋出现胁痛，治以四物汤。血虚风动可治以逍遥散。若肝血虚，还可见眉棱骨眼眶痛，亦治以逍遥散。若血虚而致虚火相煽之心悸，治以七福饮；血虚液燥所致口渴，用甘露饮治疗。《笔花医镜·胆部》中提出心血不足可致惊悸，用安神定志丸治疗。《笔花医镜·月经》指出血虚可致妇人月经期后发热，以及女子经期腹痛喜按者的病因病机为气虚血少，宜治以四物汤加人参、白术。

《笔花医镜》中还有许多血虚出现的表现和治疗方药，如阴血亏虚是头痛、耳鸣的重要病因，并提出具体治疗方药。如《笔花医镜·肾部》中指出头痛是血虚不能充养髓海，宜治以六味地黄丸；血虚火旺可致耳鸣，可用六味地黄丸加牛膝、知母治疗；还提到血虚血热可致吐血，治以生地黄汤；以及血不营筋之腿酸足软，治以十全大补汤；血枯不濡之大便结，治以六味地黄丸加白蜜、胡桃；目失所养之目不明，治以知柏八味丸等。

《笔花医镜》指出女子在未出嫁之前易气血亏虚，血枯化热可致咳嗽，逐渐成为怯症。若出现经脉逆转，血必妄行，可见吐衄的临床表现。这些均是重症，须及时治疗。

《笔花医镜》论及了血虚可致惊风，其由于痰火相搏，损伤肝血，使肝失所养。又由于肝主筋，筋脉失于血之濡养，则抽搐，表现为拘挛。面色青，目窜牙紧发厥亦是肝燥血虚，痰火闭窍所致，宜治以利其窍、清其火、降其痰之法。

《笔花医镜》中有血虚不能濡养可致难产及产门不闭的论述。若是难产，宜用麻油调滑石，涂入产门，或用两指缓缓撑开，服加味归芎汤、脱花煎。若是产门不闭，为气血虚也，可用八珍汤补之。如不应，可用十全大补汤治疗。

《笔花医镜》论及血虚可致产妇心慌自汗，宜治以归姜饮加人参，甚则加熟附子治疗。

江笔花还提出血虚可导致纷繁的临床表现，如产后血虚可致发热，用四物汤加黑姜补之。若气血大虚，阳随阴散，可出现阴躁作渴，为危候，用十全大补汤急救。若有败血上冲，可出现狂言如见鬼神，胸腹胀痛，用泽兰汤并失笑丸治疗。血虚可致血不养神，神不守舍，出现心慌自汗，用安神定志丸加人参、当归、川芎治之，亦可用归脾汤。若血虚致心血空虚，可出现心神惊悸的表现，用七福饮、秘旨安神丸之类治疗等。

血瘀表现及治疗方药。《笔花医镜》中论述了血瘀证的表现，如痛如针刺，癥瘕疝癖，蛊胀，胸胀痛，发狂，少腹硬满，及经期腹痛，并有不同情况下的相关治疗方药。如《笔花医镜·脾部》中的血瘀所致疼痛为痛如刺，有定处，用泽兰汤主之。血瘀结成痞块，如癥瘕疝癖等，用太无神功散、和中丸主之。血瘀所致蛊胀，用和中丸主之。《笔花医镜·胃部》提到蓄血致胸胀痛，用泽兰汤治疗。《笔花医镜·膀胱部》有下焦蓄血致少腹硬满，用调胃承气汤治疗的论述。《笔花医镜·月经》指出气滞致脾胀，血瘀致腹痛，若是气血凝滞而致的痛胀，可用调经饮或四物汤加延胡、香附、木香治疗。

《笔花医镜·临产将护法》中有论述血入胞衣，使胞衣胀大不下而致血瘀气滞，可致心腹胀痛，喘急，宜急用清酒送失笑丸三钱，则胞衣自下。如不应，用花蕊石散、牛膝散治疗。

《笔花医镜·产后诸症》指出产后如停积瘀血可致血晕，或因瘀滞而新血不得归经，出现胸腹胀痛拒按，宜用归芎汤下失笑丸。瘀血所致之疼痛，如刀锥之刺，及瘀血致小腹痛处有块；不可手按，即儿枕痛，均可用失笑丸治疗。

血燥表现及治疗方药。《笔花医镜·肝部》中指出血燥可致瘰疬，认为或由于血燥，筋失所养，拘急而成瘰疬，用消瘰丸，兼服逍遥散治疗。或由于血燥，血之循行有碍，使气机不畅，如此则影响津液的运行，聚而成痰。故血虚及气血痰三者之郁而成瘰疬之疾，并指出治疗须消瘰丸兼逍遥散。故在治疗瘰疬时，要补血润燥，行气血之郁，兼行消痰之法。

血气盛表现及治疗方药。《笔花医镜·肝部》中提到血气热胜而致筋痿拘挛，治以五痿汤加黄芩、丹皮、牛膝。

血寒表现及治疗方药。《笔花医镜·嗣孕》论述血寒可导致不孕，用益母胜金丹加肉桂治疗。

气血不足失治可致阴阳两虚。《笔花医镜》中提到产后气血不足出现产后不语。气为血帅，血为气母，产后失血过多，气随血失；失血的同时津液也大量流失，形成心阳亏虚，肾阴不足，心肾不交，可用七珍散、归脾汤治疗。如果虚火上炎，可用六味地黄丸。阳在外阴之使也，阴在内阳之守也，阳气不足必定导致阴液的不足，阴液的不足也必将导致阳气的不足。而这种情况如不治疗将会阴阳两虚，最终导致阴阳离决。

3. 病因病机

（1）寒邪致病

寒致出血。《笔花医镜》中指出寒邪停积日久，可致便血。如大肠内有积冷，则右尺脉必沉迟，可出现四肢发冷，大便出血，用附子理中汤加当归、芍药治疗。

（2）热邪致病

热致血气盛。《笔花医镜》指出热易致血气盛而出现头晕目眩，宜在稍凉快的环境下缓解，故围产期不可过热。并指出若经前期有发热之症，是因血气盛之故。

热致出血。《笔花医镜》有多处指出热迫血行而致出血，如尿血、鼻衄、吐血、便血、便脓血、经血上逆之吐衄或错行下流之暴崩等。如心热所致之尿血，治以阿胶散；鼻衄治以茜根汤；吐血治以四生散、犀角地黄汤；胃火迫血妄行致吐血，治以白虎汤；血热而上下妄行者治以四物汤加丹皮、阿胶、黄芩、黑山栀；心热移于膀胱之便脓血治以阿胶散等。

《笔花医镜》述及热在肠可致便血，伴口燥唇焦，治以芍药甘草汤加黄芩、丹皮、生地。如脏腑有热，又有风邪乘之，可致下血，但不伴腹痛，用清魂散治疗。

《笔花医镜》还指出肾水热致出血，认为肾之热，是水将涸之故。其两尺脉必沉数，或浮而空，舌质黑而少津，可见口燥咽干、目不明、小便不利、小便浊、小便出血、大便秘等症状。如果是肾水热致小便出血，可治以生地黄汤。

（3）七情失宜致血虚

《笔花医镜》指出情志失宜会影响血的生成与循行，如七情中怒是血之贼，可影响血的充足与否，怒气伤肝，则肝血大伤，怒气郁又使肝血暗损，如此而影响肝功能的正常发挥。如《笔花医镜·肝气》："然怒气泄则肝血必大伤，怒气郁则肝血又暗损。怒者，血之贼也。"

（4）气虚致出血

《笔花医镜·脾部》指出脾虚则右关脉细软，脾不能统摄血液可致肠血。

（5）久病致气血虚

江笔花认为痢之日久必定导致气血不足。痢疾的生成与诸多因素有关，有湿热、热毒、寒湿等，但无论何种痢疾，由于痢下赤白，导致日久伤及阴血而血虚。又因气随血失，血少气必少也，故气也不足，如此则气血俱虚。故在临床治疗痢疾时，尤其是久痢，要注意扶助正气，益气养血。

4. **诊法**

以脉诊出血及脱血。《笔花医镜》指出可以根据脉象来诊断出血及脱血。如《笔花医镜·肺部》中指出肺虚之症，其右寸脉必细，有自汗、咳嗽、气急、咯血、肺痿、虚劳等表现。肺热之脉右寸必数，其症为目赤、鼻衄、咽痛、吐血、咳嗽浓痰、酒积、龟胸、小便不利、便血。又如《笔花医镜·肾部》中指出肾之热为水将涸，其左尺右尺必沉数，或浮而空，舌质黑而少津，症状为口燥咽干、目不明、小便不利、小便浊、小便出血、大便秘。《笔花医镜·胃部》指出胃之热，唇舌红口臭，其脉右关必洪数，其症为三消、嘈杂、吐血、齿痛、黄胖、面肿、自汗、舌黑、燥渴、瘾疹、便闭、呃逆、头痛。《笔花医镜·膀胱部》指出膀胱之实，其左尺脉必洪大，其症为气淋、血淋、关格、膀胱气。及膀胱之热，其左尺脉必数，其症为小便不通、膏淋、石淋、便脓血、发狂。《笔花医镜·大肠部》指出大肠寒属积冷，右尺脉必沉迟，其症为久痢、便血等。可见各脏腑之脉对出血的诊断有一定帮助。

以脏腑之脉诊血症。《笔花医镜》中论述了以不同脏腑之脉辨其血之相关病变，其以心、脾、肺、肾不同的脉象来诊血病，如血不足可致心虚，左寸脉必弱，其症可见惊悸、不得卧、健忘、虚痛、怔忡、遗精。若出现惊悸表现，为邪气侵入之实证，由于心不受邪，故胞络替之受邪，故左寸脉必弦而大，症状可为气滞、血痛。如果是脾实，右关脉必洪实，症状为气积、血积。若是肺热之症，右寸脉必数，症状为目赤、鼻衄、咽痛、吐血、咳嗽浓痰、酒积、龟胸、小便不利、便血等。如果肾虚，其左右尺脉常细软，症状为头痛、耳鸣、耳聋、盗汗、夜热、健忘、咳嗽、喘、吐血、腰痛、腿酸足软、目视无光、大便结、小便不禁、戴阳、久痢久疟。故在治疗血的病变时要注重相关脏腑之脉诊的作用，因其对临床血证辨病、辨证有重要的指导意义。

以经色诊病。《笔花医镜》中十分重视对经血的辨色，以其色来辨证，并谓"要之"。如《笔花医镜·月经》指出对月经的颜色要尤其重视，认为其色总以红为正。若变为紫黑者，是热。黄如米泔者，是湿。浅淡红白者，是虚。或成块而紫黑，色黯者，是寒凝。成块而紫黑，色明者，是热结。还指出若经水过多者，色淡为虚，色深为热。足见经血之色对辨证有重要的提示作用。

5. 治则治法

（1）出血的治则治法

《笔花医镜》中涉及对出血的治疗内容相当丰富，如对咯血、虚劳、鼻衄、尿血、吐血、血淋、便血、血枯逆经等的治疗，对我们临床处理出血性疾病有重要的指导作用。

养阴清热以止血。《笔花医镜》指出阴虚火旺之出血，治以养阴清热之法，如《笔花医镜·肺部》治疗阴虚动火之咯血，初用四生丸，兼用生地黄汤；治疗虚劳吐血，用月华丸、归脾汤、六味地黄汤；治疗血热妄行之鼻衄，用茜根汤。《笔花医镜·肾部》中肾水热致小便出血，以及血虚血热致吐血，均用生地黄汤。又如《笔花医镜·大肠部》论热在肠，伴口燥唇焦之便血，用芍药甘草汤加黄芩、丹皮、生地。脏腑有热，风邪乘

132

之之肠风，伴下血而腹不痛，用清魂散治疗。

清热泻火以止血。《笔花医镜·胃部》指出胃火迫血妄行之吐血，治以清热泻火之法，方用白虎汤。

养阴活血以止血。《笔花医镜·膀胱部》指出阴虚血瘀之出血，治以养阴活血之法。如蓄瘀茎中，割痛难忍之血淋，用生地四物汤加红花、桃仁、花蕊石治疗。又如《笔花医镜·月经》的血枯与经逆，用益母胜金丹加牛膝治疗。

（2）血瘀治则治法

《笔花医镜》中亦有论及对血瘀所致病证的的治疗及方药。如《笔花医镜·心部》中有由血凝于中所致血痛，其特点为痛有定处，转侧若刀针刺，用手拈散治疗。《笔花医镜·月经》中有瘀血积滞致血不归经，用独圣丸治疗。《笔花医镜》中还有通过温中活血以祛除瘀血，如《笔花医镜·产后诸症》中有产后易血虚受寒而致瘀血停积，治以温中活血之法，用生化汤或归姜汤驱逐瘀血。

（3）血虚治则治法

养心脾安神以养血。《笔花医镜》中述及心脾两虚致血虚可治以养心脾安神之法。如《笔花医镜·心部》中指出心血虚致左寸脉弱、惊悸、不得卧、健忘、虚痛、怔忡、遗精、惊悸、惕惕然恐，是心血虚不足以养神，神失守也，用七福饮、秘旨安神丸主之。若思虑太过，神不藏致不得卧，用归脾汤、安神定志丸主之；若心肾不交，神明不充之健忘，用归脾汤、十补丸主之。气自下逆，心悸不安之怔忡，用归脾汤主之。

补肝肾之阴以生血。《笔花医镜·肾部》指出血虚不能充髓之头痛，可用六味地黄丸补肝肾之阴以生血，血虚火旺之耳鸣可用六味地黄丸加牛膝、知母养阴清热以生血。

6. 预后

《笔花医镜》中论述了产后如见口鼻起黑气以及鼻衄，预示

133

着肺胃将绝。如《笔花医镜·产后诸症》："若瘀血入肺，口鼻起黑气及鼻衄者，此肺胃将绝之候，急服参苏饮。"此论对临床确定疾病预后及治疗有一定的帮助。

《笔花医镜》中指出血为气之载体，若营血突然亡失，可致卫气无所依托，为难治之疾，可用六味地黄汤加人参治疗。

《笔花医镜》中还提到乳岩的临床表现、病机及预后。认为乳岩中脾肺郁结，气血亏虚最为难治，因其机体生化之源受到严重损伤，故最为难治。

7. 产后治疗与调护

《笔花医镜》中有治未病的内容，如产后由于气血大虚，易致气血停滞而生诸病，故要注意坐睡、饮食、避风、养神等起居调护。并指出常用手从心摩至脐下，使瘀血恶露下行。还要用大量养血活血药如生化汤或归姜汤以生血行血，祛除瘀血。可见产后须精心调护以预防疾病发生。

综上所述，江笔花之《笔花医镜》内容虽浅近，大半采仲景、东垣、景岳、钟龄诸家之说，但其对血病变的论述对后世仍有一定的指导作用。

三、原文精选

1. 临床表现

《笔花医镜·心部》："心之虚，血不足也，脉左寸必弱。其症为惊悸，为不得卧，为健忘，为虚痛，为怔忡，为遗精，惊悸者。"

《笔花医镜·肝部》："胁痛者，血不营筋也，四物汤主之。"

《笔花医镜·肝部》："血虚风动也，逍遥散主之。"

《笔花医镜·肝部》："眉棱骨眼眶痛者，肝血虚，见光则痛，逍遥散主之。"

《笔花医镜·肝部》："心悸者，血少而虚火煽也，七福饮主之。口渴者，血虚液燥也，甘露饮主之。"

《笔花医镜·肾部》："头痛者，血不能充髓海也，六味地黄丸主之。耳鸣者，血虚火旺也。

《笔花医镜·肾部》："吐血者，血虚血热也，生地黄汤主之。"

《笔花医镜·肾部》："腿酸足软者，血不营筋也，十全大补汤主之。"

《笔花医镜·肾部》："大便结者，血虚液枯也，六味地黄丸加白蜜、胡桃主之。"

《笔花医镜·肾部》："目不明者，目无血养也，知柏八味丸主之。"

《笔花医镜·胆部》："惊悸者，心血不足以壮之也，安神定志丸主之。"

《笔花医镜·月经》："经后发热者，为血虚。"

《笔花医镜·室女》："若非血海干枯，必其经脉逆转。血枯则内热咳嗽，渐成怯症。经逆则为吐为衄，血必妄行。皆非轻候也，须速治之。"

《笔花医镜·月经》："既行而腹痛喜按者，气虚血少也。"

《笔花医镜·月经》："气虚血少，而或痛或热者，四物汤加人参、白术。"

《笔花医镜·非惊论》："甚矣哉其混也。盖时俗所谓急惊风者，痰火闭也。小儿受暑热则生火，乳积则生痰，痰火相搏，则血虚而肝失所养。肝主筋，筋脉干热则抽搐，故外作拘挛。面现青色，是肝燥而风内动，非外风也，是痰火闭其窍。而目窜牙紧发厥，非吓惊也。但利其窍，清其火，降其痰，则神醒矣。此症即不医亦能自醒。而漫以惊风名之可乎。世俗所谓慢惊风者，脾虚生风也。小儿或吐或泻，久则脾虚，肝木乘之，手足微搐，是内风侮土，非外风也。"

《笔花医镜·临产将护法》："有锁骨者，有血虚不能运达者。令稳婆以麻油调滑石，涂入产门，或用两指缓缓撑开，服加味归芎汤、脱花煎。产门不闭，气血虚也，八珍汤补之。如不应，十全大补汤。"

《笔花医镜·产后诸症》："若去血过多，心慌自汗，用归姜饮加人参，甚则加熟附子。"

《笔花医镜·肝部》："瘰疬者，血燥筋急而生也，消瘰丸主之，兼服逍遥散。"

《笔花医镜·肝部》："筋痿拘挛者，血气热也，五痿汤加黄芩、丹皮、牛膝主之。"

《笔花医镜·临产将护法》："或血入胞衣，胀大不下，心腹胀痛，喘急，急用清酒送失笑丸三钱，其衣自下。如不应，花蕊石散、牛膝散亦得。"

《笔花医镜·产后诸症》："产后血晕者，瘀血上攻，胸腹胀痛拒按，宜归芎汤下失笑丸。"

《笔花医镜·产后诸症》："若因瘀滞而新血不得归经，必腹痛拒按，归芎汤下失笑丸"。

《笔花医镜·月经》："将行而腹痛拒按者，气滞血凝也。"

《笔花医镜·脾部》："血积者，蓄血作痛如刺，有定处也，泽兰汤主之。"

《笔花医镜·脾部》："痞积者，血滞成痞，癥瘕疢癖可按也，太无神功散、和中丸主之。"

《笔花医镜·脾部》："蛊胀者，中实有物，非蛊即血也，和中丸主之。"

《笔花医镜·胃部》："胸胀痛者，蓄血也，泽兰汤主之。"

《笔花医镜·膀胱部》："发狂者，伤寒热结膀胱，下焦蓄血，少腹硬满也，调胃承气汤主之。"

《笔花医镜·月经》："腹胀者，为气滞，腹痛者，为血滞。"

《笔花医镜·月经》："气血凝滞而作痛胀者，调经饮或四物汤加延胡、香附、木香。"

2. 病因病机

《笔花医镜·大肠部》："大肠寒者，积冷也，脉右尺必沉迟，其症为久痢，为便血。""便血者，肢冷喜热，寒在肠也。附子理中汤加归、芍主之。"

《笔花医镜·临产将护法》："热产者，暑月过热，恐头目昏眩，而生血晕，宜就凉处。若水阁风雨，更宜谨避。"

《笔花医镜·月经》："经前发热者，为血热。"

《笔花医镜·心部》："心之热，火迫之也，脉左寸必数，舌尖赤。其症为目痛，为重舌、木舌，为烦躁，为不得卧，为癫狂，为谵语，为赤浊，为尿血。尿血者，阿胶散主之。"

《笔花医镜·肺部》："鼻衄者，血热妄行也，茜根汤主之。""吐血者，火动其血也，四生散、犀角地黄汤主之。""便血者，肺与大肠相表里，火迫血行也。"

《笔花医镜·胃部》："吐血者，胃火迫血妄行也，白虎汤主之。"

《笔花医镜·月经》："凡逆行上溢而吐衄，错行下流而暴崩，皆属血热妄行。""血热而上下妄行者，四物汤加丹皮、阿胶、黄芩、黑山栀。"

《笔花医镜·膀胱部》："便脓血者，心气移热于膀胱也，阿胶散主之。"

《笔花医镜·大肠部》："便血者，口燥唇焦，热在肠也，芍药甘草汤加黄芩、丹皮、生地。肠风者，脏腑有热，风邪乘之，故下血而腹不痛，清魂散主之。"

《笔花医镜·肾部》："肾之热，水将涸也，伤寒门有之，而杂症罕见。左尺右尺必沉数，或浮而空，舌黑无液。其症为口燥咽干，为目不明，为小便不利，为小便浊，为小便出血，为大便秘。""小便出血者，肾水热也，生地黄汤主之。"

《笔花医镜·肝气》："然怒气泄则肝血必大伤，怒气郁则肝血又暗损。怒者，血之贼也。"

《笔花医镜·脾部》："脾虚者，右关脉必细软。""为肠血。""肠血者，脾不统血也。"

3. 诊法

《笔花医镜·肺部》："肺虚之症，右寸脉必细。其症为自汗，为咳嗽，为气急，为咯血，为肺痿，为虚劳。""肺热之症，脉右寸必数。其症为目赤，为鼻衄，为咽痛，为吐血，为咳嗽浓痰，为酒积，为龟胸，为小便不利，为便血。"

《笔花医镜·肾部》："肾之热，水将涸也，伤寒门有之，而杂症罕见。左尺右尺必沉数，或浮而空，舌黑无液，其症为口燥咽干，为目不明，为小便不利，为小便浊，为小便出血，为大便秘。"

《笔花医镜·胃部》："胃之热，唇舌红口臭，脉右关必洪数。其症为三消，为嘈杂，为吐血，为齿痛，为黄胖面肿，为自汗，为舌黑燥渴，为瘢疹，为便闭，为呃逆，为头痛。"

《笔花医镜·膀胱部》："膀胱之实，脉左尺必洪大。其症为气淋，为血淋，为关格，为膀胱气。"

《笔花医镜·大肠部》："大肠寒者，积冷也，脉右尺必沉迟。其症为久痢，为便血。"

《笔花医镜·心部》："心之虚，血不足也，脉左寸必弱。其症为惊悸，为不得卧，为健忘，为虚痛，为怔忡，为遗精。心之实，邪入之也。心不受邪，其受者胞络耳，脉左寸必弦而大。其症为气滞，为血痛。"

《笔花医镜·脾部》："脾实者，右关必洪实。其症为气积，为血积。"

《笔花医镜·肺部》："肺热之症，脉右寸必数。其症为目赤，为鼻衄，为咽痛，为吐血，为咳嗽浓痰，为酒积，为龟胸，为小便不利，为便血。"

《笔花医镜·肾部》："肾之虚，脉左右尺常细软。其症为头痛，为耳鸣，为耳聋，为盗汗，为夜热，为健忘，为咳嗽，为喘，为吐血，为腰痛，为腿酸足软，为目视无光，为大便结，为小便不禁，为戴阳，为久痢久疟。"

《笔花医镜·月经》："经者常也，月行有常度。经水有常期，其愆乎常者，皆病也。方书以趱前为热，退后为寒，此说亦难尽信。要之，察其色总以红为正，其变为紫黑者，热也。黄如米泔者，湿也。浅淡红白者，虚也。或成块而紫黑。色黯者，寒凝也。成块而紫黑，色明者，热结也。"

《笔花医镜·月经》："若经水过多者，色淡为虚，色深为热，或兼赤白带而下者。"

4. 治则治法

《笔花医镜·肺部》："咯血者，阴虚动火也。初用四生丸，兼用生地黄汤。"

《笔花医镜·肾部》："小便出血者，肾水热也，生地黄汤主之。"

《笔花医镜·大肠部》："便血者，口燥唇焦，热在肠也，芍药甘草汤加黄芩、丹皮、生地。肠风者，脏腑有热，风邪乘之，故下血而腹不痛，清魂散主之。"

《笔花医镜·胃部》："吐血者，胃火迫血妄行也，白虎汤主之。"

《笔花医镜·膀胱部》："血淋者，蓄瘀茎中，割痛难忍也，生地四物汤加红花、桃仁、花蕊石主之。"

《笔花医镜·月经》："血枯与经逆者，并用益母胜金丹加牛膝主之。"

《笔花医镜·心部》："血痛者，血凝于中，痛有定处，转侧若刀针刺，手拈散主之。"

《笔花医镜·月经》："瘀血积则血不归经，独圣丸主之。"

《笔花医镜·产后诸症》："初产毕，即用生化汤或归姜汤，以驱瘀血，自然安吉。"

《笔花医镜·心部》："心之虚，血不足也，脉左寸必弱。其症为惊悸，为不得卧，为健忘，为虚痛，为怔忡，为遗精。惊悸者，惕惕然恐，神失守也，七福饮、秘旨安神丸主之。不得卧者，思虑太过，神不藏也，归脾汤、安神定志丸主之。健忘者，心肾不交，神明不充也，归脾汤、十补丸主之。虚痛者，似嘈似饥，似手撼心，喜得手按，洋参麦冬汤主之。怔忡者，气自下逆，心悸不安，归脾汤主之。遗精者，或有梦，或无梦，心肾不固也，清心丸、十补丸主之。"

《笔花医镜·肾部》："头痛者，血不能充髓海也，六味地黄丸主之。""耳鸣者，血虚火旺也，六味地黄丸加牛膝、知母主之。"

《笔花医镜·肾部》："吐血者，血虚血热也，生地黄汤主之。"

5. 预后

《笔花医镜·产后诸症》："若瘀血入肺，口鼻起黑气及鼻衄者，此肺胃将绝之候，急服参苏饮。"

6. 预防

《笔花医镜·产后诸症》："产后最宜将护。一曰倚坐，上床以被褥靠之，暑月以橙靠之，不可遽然睡倒。须至十日后，方可平睡。常以手从心摩至脐下，俾瘀露下行。二曰择食。初生后宜专食粥，半月后方可食打开鸡蛋。满月后可食羊肉、猪蹄等物。三曰避风。养神，少言语。大忌梳头濯足，恐招风湿。四曰服药。初产毕，即用生化汤或归姜汤，以驱瘀血，自然安吉。"

140

第八章　王士雄

一、医家小史

王士雄（1808～1867），字孟英，号潜斋，又号半痴山人、随息居士，晚号梦隐，祖籍安化（今甘肃庆阳），后迁盐官（今浙江海宁）。为晚清医学大家，于中医理论、临床皆很有造诣。王氏著述及评注参订他人之作甚多，较著名者有《王氏医案》（原名《回春录》）、《王氏医案续编》（原名《仁术志》）、《王氏医案三编》、《归砚录》、《乘桴医影》、《潜斋简效方》、《鸡鸣录》、《重庆堂随笔》、《女科辑要按》、《古今医案按选》、《医砭》、《言医选评》、《校正愿体医话良方》、《柳洲医话良方》、《洄溪医案按》、《叶案批谬》、《霍乱论》、《温热经纬》、《随息居饮食谱》等。他是温病学派的重要代表人物，代表作《温热经纬》一书，集温病学之大成，集中记载了王氏对温热病的认识与经验，是集《内经》、仲景理论、叶天士、薛生白等诸家之说，结合自身实际诊病经验而成。其中明确提出"新感""伏邪"两大辨证纲领，重视审同察异，灵活施治，充实并阐明了温病的发病机理和辨证施治理论。王氏临诊辨证准确，用药配伍巧妙，疗效神奇，对后学者多有启迪。

二、论血挈要

1. 临床表现

《温热经纬》中指出血相关病变病机不同，表现各异，如血虚致瘾疚，其病机为失血之后，于纯阳之体阴气未充，肝风易动，故产妇及小儿，一经壮热，便成瘛疭。血热可致出血，其病机为营分受热，则血液受劫，心神不安，夜甚无寐，成斑点隐隐。血热可致口干，如王孟英曰："汪、杨注：热在血分，其津虽耗，其气不热，故曰干而不渴也。多饮能消水者为渴，不能多饮，但欲略润者为干。"指出热在血分，只口干而不渴，并以能否多饮辨口干与口渴。其他还有血瘀可致身重、致小便不通等，如"产后小便不通，皆以瘀行而愈。可见病机多幻，虽圣人亦有所不能尽也"，这些对我们临床辨识"血"病变有一定帮助。

2. 治则治法

入血恐耗血动血，直须凉血散血。王氏指出卫之后方言气，营之后方言血。入营可透热转气，入血恐耗血动血，直须凉血散血。入血用药如生地、丹皮、阿胶、赤芍等物。若不循此前后缓急之法，可致动手便错而慌张失措。这一治则对临床温病的治疗有极大贡献，对临床热病的治疗亦有很大的指导意义。

行气活血以祛瘀。王氏指出治疗血结用行气活血祛瘀的方法，轻者刺期门，重者用小柴胡汤加减。并认为血瘀之为病，可使气机运行不畅，需行气活血相伍为治。

解毒救阴以止血。王孟英认为热致出血而致上下失血、汗血，势急，急治以凉血解毒之剂，一使毒从血出，一可救阴泄邪以止血。并强调血止之后，须进参、芪调养。此为后世临床治疗热病之急证提供了有益的思路。

凉血解毒以清血热。王孟英强调，血热需凉血以清热，而热与血结之重证，则须重剂凉血解毒之法治之，要凉血与解毒相配，且要剂量较重才能达效。提示我们用药要准确心细，据不同病证使用或轻或重之剂。

可以看出，王孟英是温病集大成者，于中医理论、临床皆有精深造诣，为温病学做出了极大的贡献，在血症的治疗方面亦有独特的见解，后世张山雷誉其"临证轻奇，处方熨帖，亘古几

142

无敌手"（《经方实验录·上集》），陆士谔亦认为"清贤医案，惟王孟英案最为善本"（《医学南针·读书南针》），值得后人学习。

三、原文精选

1. 临床表现

《温热经纬·叶香岩外感温热篇》："营分受热，则血液受劫，心神不安，夜甚无寐，成斑点隐隐。"

《温热经纬·余师愚疫病篇》："瘥后虚烦不寐者，血虚神不守舍也。"

《温热经纬·叶香岩外感温热篇》："血结者身体必重。"

《温热经纬·叶香岩外感温热篇》："热在血分，其津虽耗，其气不热，故曰干而不渴也。多饮能消水者为渴，不能多饮但欲略润者为干。"

2. 病因病机

《温热经纬·薛生白湿热病篇》："试观产妇及小儿，一经壮热，便成瘛疭者，以失血之后，与纯阳之体，阴气未充，故肝风易动也。"

3. 治则治法

《温热经纬·叶香岩外感温热篇》："大凡看法，卫之后方言气，营之后方言血。在卫汗之可也；到气方可清气；入营犹可透热转气，如犀角、元参、羚羊角等物；入血就恐耗血动血，直须凉血散血，加生地、丹皮、阿胶、赤芍等物。否则前后不循缓急之法，虑其动手便错，反致慌张矣。"

《温热经纬·薛生白湿热病篇》："热逼而上下失血、汗血，势极危，而犹不即坏者，以毒从血出，生机在是。大进凉血解毒之剂，以救阴而泄邪，邪解而血自止矣。血止后，须进参、芪善后乃得。"

《温热经纬·薛生白湿热病篇》："湿热证,上下失血或汗血,毒邪深入营分,走窜欲泄。宜大剂犀角、生地、赤芍、丹皮、连翘、紫草、茜根、银花等味。"

《温热经纬·薛生白湿热病篇》："热侵血分而便血,以银花、荆芥入营清热。"

《温热经纬·叶香岩外感温热篇》："若本经血结自甚,必少腹满痛,轻者刺期门,重者小柴胡汤去甘药,加延胡、归尾、桃仁,挟寒加肉桂心,气滞者加香附、陈皮、枳壳等。"

《温热经纬·叶香岩外感温热篇》："若本经血结自甚,必少腹满痛,轻者刺期门。"

《温热经纬·陈平伯外感温热篇》："热入血室,不独妇女,男子亦有之,不第凉血,并须解毒,然必重剂,乃可奏功。"

四、医案

《温热经纬·方论》："雄按:余治李氏妇崩后溺涩,暨顾氏妇产后小便不通,皆以瘀行而愈。可见病机多幻,虽圣人亦有所不能尽也。故许知可治毗陵贵妇,用桃仁煎而愈,古之人有行之者矣。王清任论病专究瘀血,即叶氏所云病久入络,义皆本于仲景也。"

第九章　唐宗海

一、医家小史

唐宗海（1851～1908），字容川，四川彭县人，晚清著名的医学家。唐氏一生主张兼取众家之长，"好古而不迷信古人，博学而能取长舍短"，著有《中西汇通医书五种》，包括《中西汇通医经精义》《伤寒论浅注补正》《金匮要略浅注补正》《血证论》《本草问答》。

唐容川临证十分重视对血证的研究，精研《内经》《伤寒》，遍集前贤治疗血证之经验，对血证进行了深入系统的研究，成为论治血证之大家。他不仅在理论上对血证的病因、病机、诊断、治法进行了系统的阐发，而且在长期的医疗实践中，积累和总结出许多十分宝贵的经验。其代表作《血证论》集血证诊治之大成，较详细地总结了血证论治之法，为我国第一部有关血证论治的专著，弥补了此前血证理论和临床证治的诸多空白，为充实和发展中医血证学说做出了很大贡献。其论述血证的病机与治法颇多创见，理法方药论述严谨，提出的止血、消瘀、宁血、补虚"治血四法"成为后世通治血证之大纲，"实事实理，有凭有验"，可谓精辟独到，至今仍为临床医家诊治血证所遵循。

二、论血挈要

1. 血理论

唐容川对气血阴阳水火的关系及男女异同的认识有其独到之处，并认为血之生成、贮藏及运行不离心、肝、脾、肾等脏。

（1）提出阴阳水火气血论

唐容川对血的生理及循行的论述，多从阴阳水火气血立论，从气血的相互关系进行说明。他认为，阴阳是万物之本，在人身之中，阴阳即是水火，即是气血。气生于血，血生于气，阳气与阴血之间密切相关。

前人对气与火的关系认识如"气有余便是火"，"壮火食气，少火生气"，对血与水的关系如"津血同源"，"伤津则耗血"，"血少则津枯"等，但对水与气之间、血与火之间的关系则很少论及。而唐容川填补了此方面的不足，他认为，人之一身，不外阴阳，即水火，即气血，强调了气血在人体的重要性。并提出水火气血在生理上相互维系，病理上相互影响，在治疗上要全面考虑，不可偏颇。

血与火。唐容川认为，生理上，火生血，血养火，火性上炎而血性下注，火得血而不炎不亢，血得火而不凝不滞，可以说血与火是一家。病理上，血虚肝失所藏，心失所养，木旺火动，火旺血愈伤，血病成火病。治疗上，血虚火旺者一方面需补其血，另一方面需清所亢之火，即补血清火。若只"补血而不清火，则火终亢而不能生血，故滋血必用清火诸药"。其用四物汤中之白芍，归脾汤中之酸枣仁，天王补心汤之二冬，即为在补血之中含有清火之意。唐氏对火化太过与不及亦有精辟之论，若火化太过，用六黄汤、四生丸大泻火热以达补血之效，即火补血；若火化不及，可致阴血不生，则需补火以生血，即补火生血。其还有因血寒而致血行不畅，需补火以行血为治。

血与水。唐容川对血与水的关系论述颇详，认为在生理上，血为阴，水亦为阴，二者"相济相养"、"相倚而行"，上下焦、体表均为水血并居。在病理上亦相互联系，认为"病血者，未尝不病水；病水者，未尝不病血"，"水病则无以濡血，而血证亦因以难愈"，"水不济火则血伤，血不养气则血竭"。血病可导致水病，如血虚即是水虚。水病亦可导致血病，水病容易累及血。因血汗同源，津血同源，过汗、亡津均可伤血；如热结膀胱，水热互结，迫血妄行可致出血。血病还可兼有水病，如吐血咳血者必兼痰饮；血虚则精竭水结，痰凝不散；失血家常有水肿；瘀血化水，亦可发水肿。因此，在治疗上，唐容川强调调水而治血，他说："水病累血，故治水即治血"，"血即变水，即从水治之"，"凡调血，先须调水"。可见，唐容川调水治血之法大大丰富了血证治则的内容。

血与气。前人对气血关系颇有论述，如"气为血之帅，血为气之母"，"气行则血行，气滞则血瘀"，"气能行血，血能载气"等，唐容川在此基础上，进一步强调了气与血的相互依存性，气为阳，血为阴，一阴一阳相互维系。运血者即是气，守气者即是血，二者密不可分。在病理上，气病可致血病，如气结血凝，气虚血脱，气迫血走等。

（2）辨析男女异同论

唐容川认为男女在血的循行和血的病变治疗方面有相同之处。其认为男子之血与女子之血实质上是相同的，指出血循其常的重要性。血若不循其常，轻者女不受胎，男不荣体，重则女崩带，男吐衄。在血证的治疗方面男女也相似，主要包括祛瘀生新和祛瘀止血。如根据"瘀血不去，新血不生"之理，治疗瘀血致血虚之疾宜祛瘀生新，如此瘀血去则新血生，新血生而瘀自去。如果瘀血致出血，治当祛瘀以止血。同时，唐容川十分重视脾胃在治血中的重要性，强调脾胃为生血之源，滋血须补脾胃。

男女在气血方面也有许多不同之处。唐氏认为男女血之区别在于女子以血为主，赖气以运；男子以气为主，血化为肾精，血虚可以致精不足。气血交会之所，男女亦不同，男子谓之丹田，女子谓之血室。男女有精经之不同，男子之精属气属水，有血有火；女子之经属血属火，有气有水。女子经血为血之余，男子之

147

髭须为血之余，在女子乳血同源。男女在气血方面的这些异同对临床诊治疾病有重要的指导作用。

（3）血之生成、贮藏及运行不离心、肝、脾、肾

唐容川认为血的生成和贮藏与心、肝、脾、肾有关。如《血证论·阴阳水火气血论》："夫水火气血……血生于心火，而下藏于肝；气生于肾水，而上主于肺。其间运上下者，脾也。"心火将脾经所化之汁变化而赤形成血。血液下注，藏于肝，寄居于血海，由冲、任、带三脉运行全身，发挥温养肢体之功能。

唐容川还指出血的循行与肝、血海、气相关。他认为肝司主血海，冲、任、带三脉又为肝所属，故血的循行与肝关系密切，血的藏摄亦与肝有关，故指出补血以补肝为要。而且认识到全身血之安与否，与血海密切相关。如《血证论·脏腑病机论》："肝主藏血，血生于心，下行胞中，是为血海。凡周身之血，总视血海为治乱，血海不扰，则周身之血，无不随之而安。"此外，唐氏还指出血的运行与气关系密切，认为血随气行，血为气守，气结血凝，气虚血脱，气迫血走，如《血证论·吐血》："气为血之帅，血随之而运行。血为气之守，气得之而静谧。气结则血凝，气虚则血脱，气迫则血走。"

2. 血病变

在血的相关病变中，主要涉及衄血、血虚、血瘀、血郁等。总而言之，主要是两大类，一类是血液溢于体外，如吐血、咳血、鼻衄、唾血等；一类为各种瘀血、蓄血等。其中对衄血病变论述尤为深刻，如对脑衄、眼衄、耳衄、齿衄、舌衄、鼻衄等的阐发，且还提到衄血的外治方法及愈后调护。对咳血亦有详细论及，并提出了"血渴"之名。

对齿衄的病因病机及治疗分析，唐氏认为齿衄不仅与胃有关，分为胃中实火与胃中虚火，还与肾有关，为肾虚火旺。故治疗亦分为清理胃火和滋阴清火。《血证论》还提到肾虚火旺之齿

148

衄可见齿䶦血渗，以及睡则流血，醒则血止，认为是阴血虚致血不藏所致。他指出治齿衄用冷水漱口和用醋糁药漱口以止血的方法。如《齿衄》："外治之法，宜用冷水漱口，取血遇冷则凝之义；醋漱，取酸以收之之义，百草霜糁，十灰散糁，取血见黑则止，亦以清降其火，火降则血降也。枯矾、五倍子、蚯蚓，同为末糁，更能固牙。"

对咳血的认识，《血证论》指出咯血与肾、心、肺有关。肾气不化于膀胱，水沸为痰，而惹动胞血；心经火旺，血脉不得安静，因而带出血丝；肺为水之上源，水不清而凝为痰，痰不降而牵动血。

对血渴之论，《血证论》提出血渴之名，认为是瘀血致气不通，不能载水津上升所致，治以祛瘀即渴止。这一论点颇有创见。

3. 临床表现

《血证论》中涉及到了血虚、血瘀、血郁、出血等的临床表现，尤其是对血瘀所致表现描述细致，如指出心有瘀血，可致健忘，其病机为"心中数点血液，湛然朗润，故能照物以为明"。血在上，则浊蔽而不明，治以血府逐瘀汤或朱砂安神丸加减。

唐容川还重点谈及血止之后，经脉中已动未还故道之血（离经之血）是为瘀血，若着于不同部位可出现不同表现。如"上则着于背脊胸膈之间，下则着于胁肋少腹之际，着而不和，必见疼痛之证，或流注四肢，则为肿痛，或滞于肌腠，则生寒热，凡有所瘀，莫不壅塞气道，阻滞生机，久则变为骨蒸干血痨瘵"。可根据不同的临床表现，判断瘀阻的具体部位。

4. 病因病机

对于血证的病机，唐容川认为血证的发生不仅与脏腑有关，与人身气之不足、气机运行、火热炽盛、瘀血阻滞等亦密切相关。如气虚不摄、气机阻滞或上逆；或火热炽盛，迫血妄行；或瘀血阻络，血失常道，均可导致血证的发生。因此，唐容川在注重脏腑功能异常可致血证的同时，又强调气虚、气滞、血瘀、火热对血的影响。其对血证病机的分析为该病的正确治疗奠定了坚实的基础。尤其唐氏提出清血鲜血亦可为瘀血，对后世的指导意义颇大。

发展气病致血瘀说。唐容川进一步发展了气病血瘀学说。唐容川认为，人之一身不外阴阳，而阴阳二字即是水火，水火二字即是气血。气血二者彼此依存，彼此为因，"运血者即是气，守气者即是血"。正如《血证论·吐血》篇云："其气冲和，则气为血帅，血随之而运行；血为气之守，气得之而静谧。""若血不得气，气血不和，则气结血凝，气虚血脱，气迫血走。"故气病可致血瘀，在治疗上祛瘀必兼以调气，《血证论·便脓》篇云："血之运，气运之，即瘀血之行，亦气之行，血瘀于经络脏腑之间，既无足能行，亦无门可出，惟赖气运之"；"气行则血自不留也"；"凡治血者必调气，使气不为血之病，而为血之用"。唐容川进一步认为，瘀血阻滞必然影响新血之化生，只有祛除瘀血，使经络通畅，血运旺盛，脏腑得养，自能化生新血。反过来，新血不生，瘀血难去。故《血证论·吐血》篇言："新血生，则瘀血自去"；"新血不生，则旧血也不能自去"。唐容川认为，因瘀而致虚者，以祛瘀为主，养血为辅，瘀血去则新血生；因虚致瘀者，养血为主，祛瘀为辅，新血生则瘀血去。

清血鲜血亦可为瘀。唐容川对当时认为有血块、色深为瘀血，色鲜者非瘀有不同看法，指出初离经之血虽为清血鲜血，但已是瘀血，若离经久了就可变为紫血。且此血亦可阻碍血的生化之机而成血虚之证。此论对后世临床对瘀血、出血及血虚的认识有重要指导作用。

5. 治则治法

唐容川对血相关病变的治则治法是其论述内容的重中之重。唐氏有关出血证的治法非常丰富，方法极为灵活。唐氏提出治血以治脾为主，治血不可固用寒凉，宜据证而异，若病在火脏宜用寒凉，病在土脏宜用甘缓，这些对临床均有指导作用。

（1）治法关乎五脏

唐容川论及了血虚和出血证与五脏之间及五脏间气血阴阳的关系，并提出了一系列的治疗方法。他在《血证论·呕血篇》中云："以脏腑论吐血其病在胃，呕血其病在于肝。""今见呕血之证，断以调肝为主。""肺主气，咳者气病也，故咳血属之于肺。"对于齿衄，他认为"齿虽属肾，而满口之中皆属于胃"。针对此类疾病的治疗，唐容川指出在肺时治吐血必治肺，血已止，先要补肺，治以滋补肺阴之法，同时用温补肺阳以甘温除热而祛邪热以止血，并提出了治疗方药。在心时，心血不足之火旺，治以启肾之水，上交心火之法；以及心经火虚，不能生血之血虚，治以以阳生阴，和畅荣血，以达补心化血以奉周身。在脾时，脾气虚不能摄血之出血，治以以阳生阴，以气统血之法。肝司主血海，冲、任、带三脉又为肝所属，故血的循行与肝关系密切，血的藏摄亦与肝有关，故补血以补肝为要。还进一步指出了治疗肝血虚之方药。在肾时，肾中天癸之水不足之血虚，治以滋天癸之水以生血。在胃时，指出胃虚、阳明、冲、任之血不足，治以补生血之源。

（2）提出止血四法

唐容川在前人的基础上，对血证的病因病机、辨证治疗等方面做了全面整理，创造性地总结出著名的"止血""消瘀""宁血""补虚"四大法则，成为"通治血证之大纲"，为后世医家治疗血证提供了指导性的理论依据。

唐容川认为吐血与阳明有关，为冲气上逆而使血上逆所致。

出血时要以止血为第一要法；并认为血止后，其离经未吐出者，是瘀血，此血既不与好血相合，又不与好血相能，反而可致多病，故消瘀为第二法；止吐消瘀后还恐再出血，故宁血为第三法；去血过多，则阴虚，可致阳无所附而亡，故以补虚收功。并提出此四者乃通治血证之大纲。唐容川对血证的精辟阐发对后世影响广泛，至今被奉为血证治疗的圭臬。

（3）止血要则丰富

在出血之治疗方面，唐容川提出了治火即是治血，治血以治脾为主，和为治血证第一良法，一切咳吐之证宜应治肝肺；及血证可下，下为救阴，并认为失血后火未发可补，火已发则不可寒凉与温补，宜甘寒养阴血和血止之后，要用宁之之法等。此外还涉及到用外治法止血的内容。

治火即是治血。唐容川认为血的生成与火有关，火为阳而生血之阴。反过来，火又赖阴血以养。若血虚，可致木旺动火，可致伤血，故血病可致火病。血虚由于火旺，治宜一方面大补其血，宜用归、地；一方面清火，故其曰清火即是补血，药用四物中之白芍、补心丹之二冬、归脾汤之枣仁、炙甘草汤之二冬、阿胶。再者由于火生血，而火化不及，则血不能生，故又需补火生血，用炙甘草汤中桂枝，人参荣汤中远志、肉桂，如此一清火补血，一补火生血。故其认为治火即是治血，血与火为一家。

治气以止血。唐容川非常强调气血之间的关系，认为治血必须调气，根据血证之病机，可选降气止血、补气止血等。

降气以止血。《血证论》曰："治病之法，上者抑之，必使气不上奔，斯血不上溢……气下则血下，血止而气亦平复。"强调"止血之法虽多，而总莫先于降气"。同时指出气机上逆，血必随之而逆，肺气上逆则咳逆上气而咳血；胃气上逆则呕恶而吐血；肝气上逆则呕血、咳血等。唐氏治血必先治气，止血必先降气，并提出肺气上逆用苏子降气汤宣肃肺气，胃气上逆用泻心汤和胃降逆，肝气上逆用丹栀逍遥散清肝降逆。

补气以止血。唐容川深研气对血的统摄作用，如在崩漏的治疗中指出："崩中虽是血病，而实则因气虚也，气下陷则水随而泻。水为血之倡，气行则水行，水行则血行，宜服补气之药，以升其水，水升则血升矣。"方以补中益气汤补气摄血。

用下以降火救阴。若血证属气盛火旺，血随气乱而外溢者，则宜用下法而止血于平降之中。唐容川认为，仲景有因阳明热实竭阴之虞而用急下存阴救阴，而血证火气冲逆亢盛之时，也有动血耗阴之急。故强调急下以折其气盛火旺之势，使其腾溢之气火被遏，且救阴于危急之中，正如"下之正是救阴，攻之不啻补之矣"。

调肺脾以止血。《血证论》论及了出血证与五脏之间及五脏间气血阴阳的关系，并提出了一系列的治疗方法。

在提到与肺的关系时唐氏指出，治吐血必治肺，血已止，先要补肺，治以滋补肺阴之法，如用辛字润肺膏、地魄汤、生脉散、黄芪糯米汤，加阿胶、麦冬等。其亦有通过温补肺阳来甘温除热以达邪热祛而血止之目的，如用保元汤，甘温除大热，使肺阳布濩，阴翳自消。在提到与脾的关系时，其认为血的生成和贮藏与心肝有关，血生于心火，藏于肝。气的生成和所主与肾肺有关，生于肾水，主于肺。而脾为运气血者，并指出治血治气均以治脾为主。此外唐氏特别指出："脾阳虚不能统血，脾阴虚又不能滋生血脉。"并认为脾气虚不能摄血之出血，治以归脾汤加减以阳生阴，以气统血之法。同时唐容川治血又十分强调脾阴的作用。"补脾阳法，前人已备言之，独于补脾阴，古少发明者，予特标出，俾知一阴一阳，未可偏废。"可见其重视脾阴对血生成的作用，并指出药用"在《慎柔五书》用养真汤，煎去头煎，止服二三煎，取无味之功以补脾，为得滋养脾阴之秘法，杨西山专主甲己化土汤，亦颇简当"。人参、花粉，亦为滋生津液之要药。

和为治血证第一良法。唐容川认为，血证病机不外乎脏腑、气血、阴阳的平衡失调，故其将和法贯穿于所有血证治法之中，提出"至于和法，则为血证之第一良法"，具体体现在或和肺气，或和肝气，或补阴以和阳，或损阳以和阴，或逐瘀以和血，或泻水以和气，或补泻兼施，或寒热互用，等等。

失血后火未发可补，火已发则不可寒凉与温补，宜甘寒养阴血。唐容川指出血证之补法，亦有宜有忌。邪气不去或瘀血未除不宜补。补又有补脾、补肾、补阳、补阴之多少不同。失血后火未发可补，火已发则不可寒凉与温补，宜甘寒养阴血。

血出过多，急以固脱止血。《血证论》中指出，若出血过多，有气随血亡之虑，要急用独参汤或参附汤固脱止血，《血证论·鼻衄》："又凡衄血，久而不止，去血太多，热随血减，气亦随血亡矣，……急用独参汤救之，手足冷，气喘促，再加附子以引气归根。"

血止之后，要用宁之之法。唐容川指出血止之后，尚有再动血之忧。而血动不安的根源，唐容川认为关键在气，若气冲逆，则血随而上逆外溢，故宁血从气治，调气、顺气、宁气、清气，以使冲气安和，血海安宁，血则安生而不妄行脉外再次出血，故宁血首要宁气。

血止之后不忘逐瘀。唐容川提出血止之后必须逐瘀，强调了止血之后必须逐除其离经不能复返故道及阻于经隧之中的瘀血，以使经隧畅达，新血安行的治疗原则。并且瘀去新生，有助于新血的化生，正如其谓"抑思瘀血不行，则新血断无生理"，而瘀血久积可变生它病，因此唐容川认为："故以去瘀为治血要法"，此论十分精妙。

善用外治止血。对衄血治疗的认识，除口服药外，还提出了用外治的方法治疗衄血能取急效。其外治的方法非常丰富，有塞

154

鼻法、外敷法、滴鼻法、温水浸足法、外贴法、汤熨取火法，等等。如《血证论·鼻衄》："病在经脉者，药到缓，衄血病在经脉，兼用外治法，亦能取急效，用十灰散塞鼻，并吞咽十灰散，为极稳妥。或用人爪甲煅为末吹鼻止衄；或用壁钱窠塞鼻；……龙骨吹鼻，能干结血孔免衄；白矾吹鼻，性走窜截血。醋和土敷阴囊，囊为肝所属，肝主血敷囊以收敛肝气，则肝血自止，上病取下，治尤有理。鳝血滴鼻中，鳖血点鼻，温水浸足，使热气下引。捆病人中指，用湿纸贴脑顶，熨斗熨纸令干，乃汤熨取火之法。"还有治齿衄用冷水漱口和用醋糁药漱口以止血的方法。如《血证论·齿衄》："外治之法，宜用冷水漱口，取血遇冷则凝之义；醋漱，取酸以收之义，百草霜糁，十灰散糁，取血见黑则止，亦以清降其火，火降则血降也。枯矾、五倍子、蚯蚓，同为末糁，更能固牙。"

（4）深化化瘀之法

唐容川对瘀血的表现和治疗论述得极为详尽，对瘀血所停不同部位，如上中下三焦、脏腑、四肢、肌腠、经络以及心、肺、腹等的表现、病机及治法阐述得非常细致，有独到之处。如《血证论》指出心有瘀血，可致健忘的病机分析，其病机为心中数点血液，湛然朗润，故能照物以为明。血在上，则浊蔽而不明，治以血府逐瘀汤或朱砂安神丸加减。

《血证论》中活血化瘀之法非常灵活多变，包括行气祛瘀、温散祛瘀、攻下祛瘀、祛瘀补血并行等，并列出了详细的方药。

益气活血。唐容川深入研究益气活血法，并将其应用于疮疡的治疗，提出"诸疮宜补气，气旺则血行也"，又指出"盖血既凝而不化，则须补气以与之战，使蒸腾腐化，托令速溃。以疮乃血凝气分之病，惟恐气不足以化之，故宜补气而制血"。

行气活血。唐容川对王清任"血府逐瘀汤"一方非常推崇，并认为其歌诀"血化下行不作痨"句"颇有见识"。在其著作

《血证论》中提出："气结则血凝"；"盖血凝于气分之际，血行则气行，故以破血为主，是善调气之法也"。并详细说明了气血之间的关系，如"血之运气运之，即瘀血之行亦气之行。血瘀于经络脏腑之间，既无足能行，亦无门可出，惟赖气运之，使从油膜达肠胃，随大便而出，是气行而血自不留也。凡治血者必调气，使气不为血之病，而为血之用，斯得之矣"。同时，唐容川还从气血理论论述瘕的证治，如"瘕者，或聚或散，气为血滞，则聚而成形，血随气散，则没而不见。方其既聚，宣以散气为解血之法"，"瘕之为病，须破血行气，以推除之"。其活血化瘀诸方中亦多佐以枳壳、香附、柴胡等行气之品，此为唐容川行气活血法之具体体现。

生新祛瘀。《血证论》中指出"新血日生，瘀血无处可留，迫之不得不去"，"新血生，则瘀血自去"，反之"新血不生，则旧血也不能自去"，"知此，则知以去瘀为新生之法，并知以新生为去瘀之法"。故其治疗因瘀而致虚者，以祛瘀为主，养血为辅，俾瘀血去则新血生；治疗因虚致瘀者，以养血为主，祛瘀为辅，待新血生则瘀血去。

泻热活血。《血证论》中指出："胸、背、腰、胁、肝、膈、大小肠，凡有瘀热壅血，均能成痈。"并提出治法："凡内痈脓未成者，以夺去瘀热为主"。唐容川还认为多种疾病均与瘀热互结有关，如"血痣初起，其形如痣，渐大如豆，触破时长流血水，此由肝经怒火郁血凝聚而成"；痨瘵者，"其原得于酒色伤损，以及失血之后，瘀血郁热化生痨虫，蚀人脏腑之精血，变生诸般怪证"。创制了以大黄配伍莪术、山甲珠、红花、桃仁、丹皮、当归、牛膝等代抵当汤治疗蓄血证。

温阳活血。唐容川针对因寒致瘀之证治以温阳活血之法，如在《血证论》中指出："寒闭者，积冷结气，经水断绝。至有历年，胞门为寒所伤，经络凝坚，阴中掣痛，少腹恶寒，上引腰脊，绕脐寒疝；或瘀血不行，留为石瘕，皆霜凝冰结之象也。"并指出："下焦之瘀多属阴凝，故产妇喜温而忌寒，以其血在下焦也。知此，则知以温药治下焦瘀血尤为合宜。"认为下焦之寒致瘀血宜用温散之药以化瘀。

祛痰活血。唐容川认为咳逆的病机为痰血互结，指出病机为"水壅即为痰饮，痰饮为瘀血所阻，则益冲犯肺经，坐立则肺覆，瘀血亦下坠，其气道尚无大碍，故咳亦不甚"，治疗上要"须知痰水之壅，由瘀血使然，但去瘀血则痰水自消"。进一步分析了痰与血的关系。

逐水活血。唐容川对血与水之生理、病理关系研究得非常透彻，认为血病可致水病，水病可致血病。其在《血证论》中指出："血积既久，其水乃成，……其血既病，则也累及于水"，"失血家往往水肿，瘀血化水亦发水肿，是血病而不离乎水者也"。并认为吐脓为瘀血与水饮互结所致，如"脓者，以其本系血质，虽化为水，而较水更浓也"，提出"消瘀则脓自不生"，"逐水则脓自排去"的治瘀之法，对后世医家治水治血在思路方面有重要的提示作用。

6. 治血用药

热以止血，凉以止血，黑以止血，咸以止血。唐容川详细论述了止血之法，根据血之"热则行，冷则凝，见黑则止，遇寒亦止"的特点，有用热药止血者，有用凉水止血者，有用百草箱、京墨、十灰散等以止血者，有用咸以止血者，反映了唐容川深识出血之病机，在治法与用药方面游刃有余的高超医技。

治血用方用药精准。《血证论》中治血之方有一定规律，如补血首推炙甘草汤，称之为补血之大剂、补血之第一方。清火善用仲景泻心汤，调血主张四物汤，称"调血者，舍四物不能为功"。活血推崇血府逐瘀汤。在用药方面，运血统血多用参芪，下血多用大黄，滋补阴血多用地黄等，都反映出唐容川基于对血证病机的明晰而能灵活选方用药的深厚功底。

瘀阻部位不同选方选药不同。唐容川强调以瘀血所在之不同部位诸如脏腑、三焦、表里来进行辨证选方用药。瘀血在心，出现头晕心痛，神志昏迷，甚至不省人事，以归芎失笑散或归芎汤加减治疗；瘀血在肺，出现咳逆喘促，鼻起烟煤，口目黑色，用参苏饮加减治疗；瘀血在脏腑经络，出现周身疼痛，可用佛手散加桃仁、红花、血竭或小柴胡加当归、赤芍、丹皮等治疗；瘀在上焦，出现脱发，胸膈刺痛，或视物不清，以通窍活血汤或者小柴胡汤加减治疗，若见胸背肩膊疼痛、麻木、逆满等证，宜用血府逐瘀汤，或人参泻肺汤加减治疗；瘀在中焦，见腹中胀满，腰胁着痛，带脉有病，宜从脾治之，方用甲己化土汤加活血化瘀之品；瘀在下焦，出现腰以下痛，小腹、季胁等处胀满，用归芎失笑散、抵当汤、桃仁承气汤，或生化汤及牛膝散等治疗；瘀血在里，出现口渴，唐容川命之为血渴，为内有瘀血，津液不能上承所致，以四物汤、小柴胡汤或温经汤加减治疗；瘀血在半表半里之间，见寒热往来，用小柴胡汤酌加桃仁、红花、当归等养血活血之品治疗。

止血治气常选大黄。止血之剂中唐容川喜用大黄，指出"大黄一味，能推陈致新，以损阳和阴，非徒下胃中之气也，即外而经脉、肌肤、躯壳，凡属气逆于血分之中，致血有不和处，大黄之性，亦无不适，盖其药气最盛，故能克而制之，使气之逆者，不敢不顺，既速下降之势，又无遗留之邪"，故而出血"凡属气逆于血分之中，致血有不和处"，即用大黄降其逆气，使其气平血和而出血自止。临床用泻心汤、十灰散治疗胃中气火上逆的吐血，二方中均有大黄，认为泻心汤"得力大黄一味，逆折而下，兼能破瘀逐陈，使不为患。此味今人多不敢用，不知气逆血升，得此猛降之药，以损阳和阴，真圣药也"。十灰散用大黄"义取红见黑即止，其妙全在大黄，降气即以降血"。唐氏认为在血证治疗中大黄既是气药，又是血药，可止血而不留瘀，可见其对大黄理解之深。

消瘀喜用花蕊石散。唐容川指出，血证出血止后，"其经脉中已动之血，有不能复还故道者"，不可不急去之也，瘀血去则新血生。治以花蕊石散为主方，认为此方能不动五脏真气而令瘀血化水而下，为去瘀之妙药，并可用于各种瘀血之证。如无花蕊石，可用三七、郁金、桃仁、牛膝、醋炒大黄等代之，发挥祛瘀效佳而又不伤正之效。

滋脾常选人参、花粉。唐容川认为脾阳和脾阴在血证中有重要作用，特别指出："脾阳虚不能统血，脾阴虚又不能滋生血脉。"唐氏非常重视脾阴对血的作用，若"脾之阴分多病，而失统血之常，其血走泄胃中，为唾而出"，或"脉细数，津液枯，血不宁者"，治以滋利脾阴而达不治血则血自宁的目的。在药物选择上则认为"人参、花粉尤为滋生津液要药"，"脾阴不足，津液不能融化水谷者，则人参、花粉又为要药"，用人参益气以启汗源，花粉生津以救汗液，并配伍白芍、生地、寸冬、甘草、银花、侧柏、莱菔、枳壳、竹茹等。滋脾阴之药煎煮时须"煎去头煎，止服二、三煎，取无味之功以补脾"，为滋养脾阴之秘法。

血证不避姜附。唐容川在临床上根据实际情况辨证施治，治疗血证亦常用姜附等"刚燥之剂"，提出"血证宜凉者多，非谓血证不用热药"。如肺寒咯血，"主温药，六君子汤为主，再加归芍炮姜五味"。对血脱气散之咯血，用独参汤益气固脱。若病情进一步发展，但见"手足清冷""唇淡口和""脉细微迟"，则投"甘草干姜汤，以阳和运阴血"。若见手足躁扰，神志迷糊，大汗淋漓，脉细欲绝之"阳不摄阴者，亦当用姜附"。其治疗核心思路为"审其寒凝，乃用温药"。

7. 治疗禁忌

在治疗禁忌方面,《血证论》论述得尤为深刻,如有针对血虚、出血、血瘀所致病证的禁忌有禁燥、禁汗、禁吐、禁下、禁补及未成瘀不可先逐瘀等,这些论述对后世治疗血证有重要的指导意义。

血虚不可过用辛热燥烈之品。唐容川指出血证多忌刚燥。虽寒在肺中,但亦会久而化火,宜以治火为主,兼温其寒,否则是抱薪救火,加重病情。如《血证论·咳血》:"但血证多忌刚燥,更合枯芩、寸冬、玉竹、瓜霜以柔之,用去火中伏寒,庶几调剂得法,然而寒在肺中,久亦变从火化,既化为火,便当专治其火,兼温其寒,是犹抱薪救火矣。"

但《血证论》又指出血家虽忌刚燥,但元阳不足之血证则无此禁忌,一定要辨证权衡,有的放矢。

出血不可发汗,否则伤津且致出血不止,若须汗,则宜敛汗两施。唐容川强调治疗血证当遵张仲景"衄家不可发汗"之训,指出"发汗则气发泄,吐血之人气最难敛,发泄不已,血随气溢,而不可遏抑",提示忌用辛温发汗而重伤其阴。若其有表证,也应和散,最宜敛散两施,不可过汗亡阴。方以小柴胡汤加减,不得轻用麻、桂、羌、独等品。

失血之人,不可再吐,否则出血不止。唐容川反复提出禁吐法,指出失血之人气已上逆,不可再吐,否则助其逆势,气上不止,血随气出而致出血不止,故血家最忌动气,血止后亦要忌吐。并指出治吐血须降气为法,降气为治血之法。

失血之人正虚不可下。唐容川强调正气对血的固摄作用,认为血证多虚,对于失血过多,或长期慢性失血,尤以脾虚明显者,忌用下法,以免下后更伤正气,使血失固摄而致出血不止。

血证若邪气未去或瘀血未除不宜纯补。唐容川指出血证之补法亦有宜有忌。虽血证多虚,但若邪气不去或瘀血未除则不宜

160

补。否则旧血不去，新血不生。若虚中有实，则宜治以攻补兼施之法。然而补又有补脾、补肾、补阳、补阴之多少的不同。失血后火未发可补，火已发则不可用寒凉与温补之法，宜治以甘寒养阴血。

血初吐时，尚未停蓄为瘀，不可先逐瘀。唐容川认为由瘀血所致的吐血宜治以消瘀止血之法，但同时指出血初吐时，尚未停蓄为瘀，此时不可轻易先逐瘀血，否则不是消瘀，而是消逐经脉中已动之血，如此会使血愈枯而加重病情。

8. 预防

在愈后调理方面，唐氏提出了衄止后需调养，并详细指出了调养的方法，如《血证论·鼻衄》："鼻衄止后，宜用玉女煎加蒲黄以滋降之，再用甘露饮多服以调养之。肆饮梨胶、藕汁、莱菔汁、白蜜等，皆与病宜。……生地黄汤治之。服后衄止，再服地骨皮散以滋之。"此调养之法对我们临床治调兼顾，使治疗更加彻底和巩固疗效有重要的指导意义。

9. 预后

唐容川认为，判断血证的轻重缓急、预后善恶至关重要。《血证论》中立"脉证死生论"专篇，从气、脉象、血证伴随症状论述血证的生死和预后。

血证死生的关键，主要在于气的运行是否正常。一般而言，吐血而不发热者，易愈。吐血而不咳逆者，易愈。血证病人，大便不溏者犹有转机，可用滋阴之药，养阴以配阳。若大便溏泄，是脾气下陷，中流已无砥柱，则血因火而上越，气失守而下脱，上越下脱，为危重之状。故血证脉不数，或浮大革缓，或沉细涩缓，不伴发热、咳嗽，大便不溏者，说明气平，预后较好。反之，脉数，或浮大革数，或沉细涩数，伴随发热、咳嗽，大便溏者，说明气不平，是难治之证，"有死无生"。故唐容川根据气、

161

血、水、火的相互关系，阐发说"夫载气者，血也，而运血者，气也。人之生也，全赖乎气。血脱而气不脱，虽危犹生，一线之气不绝，则血可徐生，复还其故。血未伤而气先脱，虽安必死"。而"气之平否"更是判断血证预后的根本所在。总之，阳虚、气虚者尚易治，惟阴虚气不得附者为难治。因为血伤而气不伤者，即以气之不伤，而知其血尚未尽损，故气犹有所归附，而其病亦易愈。

综上所述，唐容川的《血证论》对水、火、气、血的关系，血证的病因病机、诊断、治疗以及预后等方面均有独到的理论和经验总结，论理精当，法则完备，方药效验，建树颇丰，对中医学血证的发展做出了重要贡献。尤其对血证的治疗，其提出的止血、消瘀、宁血、补虚四法，可谓精辟独到，为后世所推崇，至今仍为临床医家治疗血证所遵循。

三、原文精选

1. 血病变

《血证论·脑衄》："脑衄者，口鼻俱出血也，乃鼻血多，溢从口出，非别有一道来血也，亦非真从脑髓中来，此不过甚言鼻衄之重，而因名之曰脑衄耳。……脑衄治法与鼻衄同，但脑衄出血既多，易成虚证，宜参苏饮，用人参以补之，用苏木以行之。如衄甚不止，身热脉浮，喘促足厥者，乃气随血泄，阴脱阳亡，急危之候也。宜独参汤加附子稠煎，服后得睡，汗不出，热稍退，气稍息，则命根乃定。"

《血证论·目衄》："……血自泪窍出也。阳明脉起于承泣穴，泪窍出血，乃阳明燥热所攻发。犀角地黄汤加归尾、赤芍、银花、白芷、粉葛、牛膝、石膏、草梢治之。如风热重，大便闭者，通脾泻胃汤黄芩、元参、防风、知母、炒栀子、石膏、茺蔚各三钱，大黄一钱治之。……泻阳明胃经之热，是治目疾一大法门。治目衄

162

者，可以类推，凡白虎汤、甘露饮、玉女煎，均治阳明方。医者审虚实先后而用之，罔不奏效。夫目虽阳明经所属，而实肝所开之窍也，血又肝之所主，故治目衄，肝经又为要务。地骨皮散加柴胡、炒栀、益母草及丹栀逍遥散治之。谨按病发于肝者，多是怒逆之气火，耳鸣口苦，胸胁刺痛，宜从肝治之。可用上二方及当归芦荟丸、龙胆泻肝汤治之。"

《血证论·耳衄》："耳中出血谓之耳衄。肾开窍于耳，而肾脉却不能上头，肾与心交，假心之府小肠之脉，上贯于耳，……足少阳胆脉绕耳前后，手少阳三焦之脉入耳。相火旺，挟肝气上逆，及小肠相火内动，因得挟血妄行。或因瘟疫躁怒，火气横行，肆走空窍，衄出于耳。总系实邪，不关虚劳。治法总宜治三焦、胆、肝与小肠经，自无不愈。小柴胡汤加五苓散统治之。分治肝、胆，宜龙胆泻肝汤；治三焦，柴胡连梅散柴胡、人参、黄芩、白芍、当归各三钱，甘草、黄连各一钱；治小肠，宜导赤饮加黄芩、黄连、薄荷、川芎。……愈后皆宜常服六味地黄汤补水济火。外治法：用十灰散吹耳中；麝香、龙骨末和，吹耳中；壁钱窠烧灰吹入；燕窠泥涂耳前后。"

《血证论·大衄》："大衄者，九窍出血之名也。此非疫疠，即中大毒。人身只此九窍，而九窍皆乱，危亡之证，法在不治。惟有猝然惊恐，而九窍出血者，可用朱砂安经丸加发灰治之。"

《血证论·汗血》："知阳乘阴而内逆者，发为吐衄，则知阳乘阴而外泄者，发为皮肤血汗矣。血者，心之液也。皮毛者，肺之合也。治法宜清心火，火清则阳不乘阴，兼治肺金，肺调则皮毛不泄，凉血地黄汤加桑皮、地骨皮、蝉蜕、百合、蒲黄治之。血虚火甚者，当归六黄汤治之。……外用石灰散扑之。仿仲景汗出不止，用温粉扑法之意也，或用桃花散扑之亦可。……汗血宜治肺金，以敛皮毛，人参清肺汤加蒲黄最宜。血者，肝之所司也，肝火亢烈，逼血妄行，宜当归芦荟丸。……胃火亢甚，亦能汗血，以胃主肌肉，热蒸肌肉，故令汗血，宜竹叶石膏汤加蒲黄、蝉蜕、全皮治之，犀角地黄汤亦治之。"

《血证论·血箭》："从毛孔中流出一条血来，有似箭之射出，故名血箭。由心肺火盛，逼血从毛孔中出。治宜清心火以除血出之源，凉血地黄汤生地四钱，当归、元参各三钱，黄连、黄芩各二钱，甘草钱半，炒栀子一钱加蒲黄。又宜泻肺火，以敛皮毛之气，使毛孔不渗泻，则血自止，泻白散加生地、蝉蜕、百合、五味子、黄芩、蒲黄、杏仁、白及。心肺兼治，宜用生地黄散。……外治法：水调桃花散敷血孔，则血止，或用京墨磨醋搽，或用石灰散干糁，花蕊石散糁均效。"

《血证论·血痣》："血痣起初，其形如痣，渐大如豆，触破时长流血水，此由肝经怒火郁血凝聚而成，内服丹栀逍遥散及凉血地黄汤。触破流血者，用花蕊石散糁之，血止后用田螺散田螺三枚，冰片、白矾各五分，卤砂一钱，捣和米糊为拈子枯其本痣，另用生肌药收口。未触破、未流血者，古无治法，吾拟用虻虫为末，姜醋调搽，郁金、三棱磨醋搽，真琥珀擦热，每日数次，内服之药如上。"

《血证论·血瘙》："癣疥血点，血疙瘩，一切皮肉赤痒，名色不一，今统称之曰血瘙，皆由血为风火所扰。火甚则起点，起疙瘩；风甚则生虫生痒。火甚赤痛者，凉血地黄汤加荆芥、蝉蜕、红花、杏仁治之；风甚作痒者，和血消风散治之。"

2. 临床表现

《血证论·瘀血》："瘀血在里则口渴，所以然者，血与气本不相离，内有瘀血，故气不得通，不能载水津上升，是以发渴，名曰血渴。瘀血去则不渴矣。四物汤加枣仁、丹皮、蒲黄、三七、花粉、云苓、枳壳、甘草。小柴胡汤加桃仁、丹皮、牛膝皆治之。温经汤，以温药去瘀，乃能治积久之瘀，数方皆在酌宜而用。"

164

《血证论·瘀血》："瘀血在经络脏腑之间，被气火煎熬，则为干血。……其证必见骨蒸痨热，肌肤甲错，皮起面屑，名为干血痨。……仲景大黄䗪虫丸治之。"

《血证论·健忘》："思虑过多，心血耗散而神不守舍；脾气衰惫而意不强，二者皆令人猝然忘事也。治法必先养其心血，理其脾气，以凝神定志之剂补之。"

《血证论·发热》："血虚者，发热汗出，以血不配气，则气盛而外泄也。或夜则发热，以夜主血分故也。或寅卯时即发热，以寅卯属少阳，肝血既虚，则少阳之相火当寅卯旺时而发热。……又或胞中之火，因血不足，上合阳明燥气，日晡潮热者，犀角地黄汤治之。"

《血证论·出汗》："血虚则气热，故蒸发其水，而出为汗。但头汗出，身不得汗者，乃阳气内郁，冒于上而为汗。……蒸蒸汗出者，乃血虚气盛，沸溢为汗。"

《血证论·晕痛》："肝虚则头晕，《内经》云：诸风掉眩，皆属于肝。肝血不足则生风，风主动，故掉眩。失血之人，血虚生风者多。"

《血证论·发渴》："血虚发渴者，血为阴，气为阳，血少则气多，阳亢无阴汁以濡之，故欲饮水也，法宜补血，血足则气不热矣。"

《血证论·口舌》："口麻是血虚。"

《血证论·怔忡》："俗名心跳。心为火脏，无血以养之，则火气冲动，是以心跳。……凡思虑过度及失血家去血过多者，乃有此等虚证。"

《血证论·惊悸》："心火不足则气虚而悸；血不养心则神浮而悸。仲景建中汤治心气虚悸，炙甘草汤治心血不足而悸。今则以养荣汤代建中，以归脾汤代炙甘草，一治气虚，一治血虚。……失血家多是气血虚悸。"

《血证论·经闭》："虚证经闭者，或因失血过多，面与爪甲之色俱浅淡黄白。血既从上而脱，更何从再注胞中，以为经水哉？治法宜止其吐衄之血，使其下行，再补其虚，则血生而气顺，下注胞中，斯经得通矣。……或因过淫精竭，肾中天癸之水不至胞中，……宜滋补其水，以益天癸。……或因生产过多，伤血血枯，……或室女血枯，名为童痨。……此宜大滋其血之化源，使血骤生，……又或妇人女子，不得隐曲，心念不遂，脾气抑郁，以致胃病，不思饮食，倦怠少神，怔忡健忘，脾不化汁，心不化赤，是血虚而无经水。"

《血证论·吐血》："二消瘀。血既止后，其经脉中已动之血，有不能复还故道者，上则着于背脊胸膈之间，下则着于胁肋少腹之际，着而不和，必见疼痛之证。或流注四肢，则为肿痛。或滞于肌腠，则生寒热。凡有所瘀，莫不壅塞气道，阻滞生机，久则变为骨蒸、干血、痨瘵，不可不急去之。且经隧之中，既有瘀血踞住，则新血不能安行无恙，终必妄走而吐溢矣。"

《血证论·吐血》："以上通论治瘀之法，而瘀血着留在身，上下内外又各有部分不同，分别部居，直探巢穴，治法尤百不失一。审系血瘀上焦，则见胸、背、肩、膊疼痛，麻木，逆满等证，宜用血府逐瘀汤或人参泻肺汤加三七、郁金、荆芥，……血瘀中焦，则腹中胀满，腰胁着痛。带脉绕脐一周，下连血室，女子以系胎，男子以束体，乃血之管领也。凡血证，未有带脉不病者，今瘀血滞于其分，则宜去之以安带脉。带脉在中焦脾之部分，即从脾治之，观仲景肾着汤，可知治脾即是治带。带有瘀血，宜用甲己化土汤加桃仁、当归、姜黄主之。腰痛甚者加鹿角尖；胁腹痛甚者加蒲黄、灵脂。血瘀下焦，腰以下痛，小腹季胁等处胀满，是血瘀肝之部分，或积胞中血海为痛，宜归芎失笑散主之。大便闭结者均加大黄。仲景逐瘀大剂，则有抵当汤、桃仁承气汤数方，皆苦寒大破下，为治瘀能事。亦有当用温药下之

166

者，生化汤及牛膝散主之。……且下焦原系阴分。……以温药治下焦瘀血，尤为合宜。"

《血证论·吐血》："又有瘀血流注，四肢疼痛肿胀者，宜化去瘀血，消利肿胀，小调经汤加知母、云苓、桑皮、牛膝治之。又有瘀血客于肌腠，阻滞荣卫，发寒发热，似疟非疟，骨蒸盗汗，咳逆交作，用小柴胡汤加当归、桃仁、丹皮、白芍主之。寒甚者再加艾穗、细辛；热甚者，再加花粉、粉葛、青蒿、知母。"

《血证论·吐血》："……总而论之，血瘀于脏腑之间者，久则变为干血，化为痨虫；血瘀于躯壳之间者，或病偏枯，或化痈脓；血瘀于肌腠之间者，则变骨蒸，毛发焦折，肢体瘦削。一切不治之证，总由不善去瘀之故。凡治血者，必先以去瘀为要。"

《血证论·瘀血》："瘀血在经络脏腑之间，则周身作痛。以其堵塞气之往来，故滞碍而痛，所谓痛则不通也。佛手散加桃仁、红花、血竭、续断、秦艽、柴胡、竹茹、甘草，酒引，或用小柴胡加归、芍、丹皮、桃仁、荆芥。"

《血证论·瘀血》："瘀血乘肺，咳逆喘促，鼻起烟煤，口目黑色，用参苏饮人参五钱、苏木四钱保肺去瘀，此皆危急之候。凡吐血即时毙命者，多是瘀血乘肺，壅塞气道。肺虚气促者，此方最稳。若肺实气塞者，不须再补其肺，但去其瘀，使气不阻塞，斯得生矣。葶苈大枣汤加苏木、蒲黄、五灵脂、童便治之。"

《血证论·瘀血》："瘀血攻心，心痛头晕，神气昏迷，不省人事，……乃为危候，急降其血，而保其心，用归芎失笑散加琥珀、朱砂、麝香治之，或归芎汤调血竭、乳香末亦佳。"

《血证论·经闭》："寒闭者，积冷结气，经水断绝，至有历年，胞门为寒所伤，经络凝坚，阴中掣痛，少腹恶寒，上引腰脊，绕脐寒疝；或淤血不行，留为石瘕，皆霜凝冰结之象也。用温经汤主之，或用温药下之，附子理中汤加当归、桃仁、大黄、细辛、牛膝、肉桂，生化汤下之尤稳。"

3. 病因病机

《血证论·吐血》："气为血之帅，血随之而运行；血为气之守，气得之而静谧。气结则血凝，气虚则血脱，气迫则血走。"

《血证论·鼻衄》："鼻根上接太阳经脉，……太阳之热不得发越于外者，必逼而为鼻衄也。……太阳之气，外主皮毛，内合于肺，鼻又为肺之窍，欲治太阳之衄者，必以治肺为主。……法宜清泄肺火，疏利肺气，肺气清，则太阳之气自清，而衄不作矣。风寒外来，皮毛洒淅无汗者，麻黄人参芍药汤；如肺火壅盛，头昏痛气喘，脉滑大数实者，人参泻肺汤加荆芥、粉葛、浦黄、茅根、生地、童便；久衄血虚，用丹溪止衄散生地五钱，白芍、炙黄芪、赤苓、当归各三钱，阿胶二钱加茅花、黄芩、荆芥、杏仁。以上数方，鼻塞者，俱加麝香、黄连。盖风寒杂证，鼻塞多是外寒闭之，此证鼻塞者尤多，乃是内火壅之，如用羌活则鼻愈塞矣，故用黄连、麝香以开火之闭。……肾经虚火浮游上行，干督脉经，而衄血者，必见腰痛项脊痛，头昏足厥冷等证。……宜用止衄散去黄芪加碎补、牛膝、续断、粉葛、鹿角尖、童便、元参治之。盖督脉丽于太阳，故以治太阳者兼治督脉。……衄止后即宜用地黄汤加天冬、阿胶、血余、五味以补之。"

《血证论·鼻衄》："……热气浮越，失其主阖之令，逼血上行，循经脉而出于鼻。其证口渴气喘，鼻塞孔干，目眩发热，或由酒火，或由六气之感，总是阳明燥气，合邪而致衄血。盖阳明本气原燥，病入此经，无不化而为燥，治法总以平燥气为主，泻心汤加生地、花粉、枳壳、白芍、甘草。或用犀角地黄汤加黄芩、升麻，大解热毒。"

《血证论·咳血》："咳血属之于肺。……人必先知咳嗽之源，而后可治咳血之病。盖咳嗽固不皆失血，而失血则未有不咳嗽者。或外感失血，病由皮毛，内合于肺，自应咳嗽；或由胃中

168

积热，火盛乘金，气上而咳；或由肝之怒火，上逆而咳。此失血之实证，必致咳嗽者也。或由阴虚火旺，肺失清肃之令，痿燥作咳；或挟脾经忧郁，心经虚火，以致咳嗽；或肾经阴虚，阳气不附，上越而咳，此失血之虚证，不免咳嗽者也。又有痰咳，界在半虚半实之间。又有气咳，属在虚多实少之证。或先咳而后失血，或先失血而后咳，或暂咳即愈，或久咳不止，种种不一，必细推究之。"

《血证论·咯血》："所谓咯血出于肾者，乃肾气不化于膀胱，水沸为痰，而惹动胞血之谓也。……仲景猪苓汤，化膀胱之水，而兼滋其血，最为合法，再加丹皮、蒲黄以清血分，凡痰之源，血之本，此方兼到。或用地黄汤加旋覆花、五味、天冬、寸冬、蒲黄。火甚者，用大补阴丸，加海粉、牛膝、云苓、丹皮、蛤蚧。凡此数方，皆主利痰立法，是就肾主咯血之说，以出治也。肾水化于膀胱，故泻膀胱即是泻肾。膀胱与血室同居一地，膀胱之水不泛，则自不动血室之血矣。数方皆治膀胱，兼治血室，故效。……心经火旺，血脉不得安静，因而带出血丝，咳逆、咽痛者，导赤饮加黄连、丹皮、血余、蒲黄、天冬、寸冬、尖贝、茯苓治之。地骨皮散生地黄、当归、白芍、丹皮、地骨皮各三钱、川芎一钱加茯苓、射干、旋覆花、牛膝，太平丸天冬、麦冬、冬花、知母、杏子、阿胶（蛤粉炒）、蒲黄、桔梗各二钱，熟地黄、生地黄、当归各三钱，川黄连、薄荷各一钱，京墨五分，麝香少许。炼蜜为丸弹子大，食后，薄荷汤化下一丸亦治之。以上数方，皆就咯血出于心之说以立法。心主血脉，部居胸中，与肺为近，肺气咳逆犹易牵动心部之血，故痰咳者，往往带出血丝，治血丝以心为主。肺为水之上源，水不清而凝为痰，痰不降而牵动血。治肺之痰，又是治咯血捷法。盖痰血之来，虽由心肾，而无不关于肺者也。太平丸为治肺通剂，紫菀散紫菀、茯苓各三钱、人参、知母、贝母、桔梗、阿胶各二钱，五味、甘草各一钱，保和汤甘草、马兜铃各二钱，阿胶、百合、知母、贝母、天麦冬、

169

桔梗、饴糖、苡米各三钱，五味子、薄荷各一钱皆善能涤除肺痰，补泻兼到。"

《血证论·唾血》："如或七情郁滞，脾经忧虑，伤其血而致唾血者，……睡卧不宁，怔忡劳倦，饮食不健，宜用归脾汤以补心脾，再加阿胶、柴胡、炒栀、棕灰、血余以解郁火，清血分，此治脾兼治心，……又凡脾经忧抑，则肝木之气遏于脾土之中，不能上达，故清阳不升，郁为内热，不须清热，但解其郁，郁升而火不遏矣，逍遥散主之。脾土阴而用阳，……脾之阳气不旺，无以统运阴血，心战脉弱，四肢清冷，饮食不健，自汗身热者，用归脾汤补脾之阳以生血，人参养荣汤、正元丹皆治之。亦有清晨唾血，每早初醒，血液满口，唾出即净，明晨又唾，乃卧后血不归经，溢出口中。实证则由肝不藏血，必有头痛、口渴、便闭之证，用当归芦荟丸治之。虚证则由脾不统血，必有怔忡、虚烦不眠等症，用归脾汤加丹皮、山栀、棕灰、五味治之。……高士宗曰：偶然唾血，一哈便出者，不药可愈，谓其血近胃；如先血后便，为近血一般，故不药可愈。吾谓亦宜少用清味之药，可服甲己化土汤，加银花、竹茹、莱菔汁。先唾痰水，唾久然后唾血者，此血来路远，其证深，可用丹溪法治之。"

《血证论·脏腑病机论》："肝主藏血焉。至其所以能藏之故，则以肝属木，木气冲和条达，不致遏郁，则血脉得畅。设木郁为火，则血不和。火发为怒，则血横决，吐血、错经、血痛诸证作焉。"

《血证论·经闭》："热证者，胞为血室，血室为肝之所司，肝火横逆，从胞脉上迫于心肺。心肺之气，不得下通，则发寒热，头晕耳鸣，烦躁多怒，咳逆气上。治宜平其肝火，使肺气得下降，心血得下注，斯经通矣。"

《血证论·健忘》："思虑过多，心血耗散而神不守舍；脾气衰惫而意不强，二者皆令人猝然忘事也。治法必先养其心血，理

170

其脾气，以凝神定志之剂补之。"

《血证论·喘息》："人不喘息，则气平静，血何由随之吐出哉！故失血家，未有不喘息者。"

《血证论·瘀血》："此血在身，不能加于好血，而反阻新血之化机。故凡血证总以去瘀为要。世谓血块为瘀，清血非瘀；黑色为瘀，鲜血非瘀，此论不确。盖血初离经，清血也，鲜血也。然既是离经之血，虽清血鲜血，亦是瘀血。离经既久，则其血变作紫血。"

《血证论·唾血》："唾者，脾不摄津之故也。知脾不摄津而唾津，则知脾不摄血而唾血矣。唾津其常耳，而唾血则又甚焉。盖津乃气分之阴液，其源即在胃中，凝而为唾，其来即近，其伤不多。至于血唾，则出于阴分，……是脾之阴分受病，而失其统血之常也。"

《血证论·咯血》："咯血者，痰带血丝也。昔人谓咯血出于心，谓心主血脉，咯出血丝象血脉之形故也。又谓咯血出于肾，……乃肾气不化于膀胱，水沸为痰，而惹动胞血之谓也。"

4. 诊断

《血证论·呕血》："吐血者，其血撞口而出，血出无声；呕血者，血出有声，重则其声如蛙，轻则呃逆，气不畅遂而已。同是血出口中，治与吐血无异。但吐无声而呕有声，证既小异，而治法若不加详，安能丝丝入彀。以轻重论，则吐轻而呕重。吐则其气尚顺，呕则其气更逆也。以脏腑论，吐血其病在于胃，呕血其病在于肝。何以言之？盖肝木之气主于疏泄脾土，而少阳春生之气又寄在胃中，以升清降浊为荣卫之转枢。故《伤寒论》少阳为病，有干呕、呕吐不止之病，是少阳转枢不利，清气遏而不升，浊气逆而不降也。《金匮》呕涎沫、头痛、胸满者，吴茱萸汤主之，取吴萸降肝之浊气，肝气降而呕自止。是肝木失其疏泄之常，横肆侮土，故成呕逆。主用吴茱萸降肝之浊气，肝气不

171

逆，则呕止矣。由此观之，可知凡呕皆属肝胆，而血又肝之所司，今见呕血之证，断以调肝为主。"

《血证论·跌打血》："内有瘀血则发渴，血虚亦发渴。有瘀血者，身痛便结，玉烛散治之。血虚发渴者，心烦不寐，盗汗身热，竹叶石膏汤加生地治之。"

5. 治则治法

《血证论·吐血》："……肝为藏血之脏，血所以运行周身者，赖冲、任、带三脉以管领之，而血海胞中，又血所转输归宿之所，肝则司主血海，冲、任、带三脉又肝所属，故补血者总以补肝为要。"

《血证论·阴阳水火气血论》："夫水、火、气、血……一阴一阳互相维系，而况运血者即是气，守气者即是血。气为阳，气盛即为火盛；血为阴，血虚即是水虚。……血生于心火而下藏于肝，气生于肾水而上主于肺，其间运上下者，脾也。……故治血者，必治脾为主……治气者，亦宜以脾为主。"

《血证论·齿衄》："牙床尤为胃经脉络所绕，故凡衄血，皆是胃火上炎，血随火动，治法总以清理胃火为主。胃中实火，口渴龈肿，发热便闭，脉洪数者，通脾泻胃汤加蒲黄、藕节治之。如大便不闭者，不须下利，但用清凉解之，犀角地黄汤加葛根、贯众、枳壳、莱菔汁。胃中虚火，口燥龈糜，其脉细数，血不足者，宜甘露饮加蒲黄以止衄，玉女煎引胃火以下行，兼滋其阴。……亦有肾虚火旺，齿豁血渗，以及睡则流血，醒则血止者，皆阴虚血不藏之故，统以六味地黄汤加牛膝、二冬、碎补、蒲黄。上盛下虚，火不归元，尺脉微弱，寸脉浮大者，加桂、附。"

《血证论·齿衄》："外治之法：宜用冷水漱口，取血遇冷则凝之义。醋漱，取酸以收之之义。百草霜糁、十灰散糁，取血见黑则止，亦以清降其火，火降则血降也。枯矾、五倍子、蚯蚓同为末糁，更能固牙。"

172

《血证论·鼻衄》：".....病在经脉者，药到缓。衄血病在经脉，兼用外治法亦能取急效，用十灰散塞鼻并吞咽十灰散，为极稳妥；或用人爪甲煅为末，吹鼻止衄；或用壁钱窠塞鼻，.....龙骨吹鼻，能干结血孔免衄；白矾吹鼻，性走窜截血。醋和土敷阴囊，囊为肝所属，肝主血，敷囊以收敛肝气，则肝血自止。上病取下，治尤有理。鳝血滴鼻中；鳖血点鼻；温水浸足，使热气下引；捆病人中指；用湿纸贴脑顶，熨斗熨纸令干，乃汤熨取火之法。"

《血证论·齿衄》：".....亦有肾虚火旺，齿豁血渗，以及睡则流血，醒则血止者，皆阴虚血不藏之故，统以六味地黄汤加牛膝、二冬、碎补、蒲黄。上盛下虚，火不归元，尺脉微弱，寸脉浮大者，加桂、附。"

《血证论·舌衄》："舌衄皆是心火亢盛，血为热逼而渗出也。治法总宜清泄心火，导赤饮加老连、大力、连翘、蒲黄、牛膝、元参治之。舌肿胀. 衄血多者，为火太盛，泻心汤主之；心烦神昏者，安神丸加童便、血余灰治之。夫舌虽心之苗，然口乃胃之门户，舌在口中，胃火熏之，亦能出血。大便秘者，玉烛散_{生地五钱，当归、白芍各三钱，川芎、朴硝各二钱，大黄一钱，生姜三片}加银花治之。口渴兼发热者，竹叶石膏汤加蒲黄、藕节治之。舌本乃肝脉所络，舌下渗血，肝之邪热，四物汤加桃仁、红花、炒栀、丹皮、牛膝、赤苓。重则宜用当归芦荟丸、龙胆泻肝汤。"

《血证论·鼻衄》："盖不独衄血宜治肝肺，即一切吐咯，亦无不当治肝肺也。肝主血，肺主气，治血者必调气，舍肝肺而何所从事哉。又凡衄血，久而不止，去血太多，热随血减，气亦随血亡矣。.....急用独参汤救之。手足冷，气喘促，再加附子以引气归根。"

《血证论·咳血》："一实咳，外感风寒，先见头痛、恶寒发热等证。仲景云：咳而喘息有音，甚则吐血者，用麻黄汤。李东垣师其意，用麻黄人参芍药汤。可见咳嗽吐红之证，多有因外感者，古法用麻黄，乃劫病之剂，且是气分之药，于血分尚少调治。须知……必以兼顾血分为宜。《医宗金鉴》用苏子降气汤，予则用小柴胡汤加紫苏、荆芥、当归、白芍、丹皮、杏仁，于气分、血分两兼治之，最得和表清里之法。火重秘结者，加酒军；恶寒无汗者，加麻黄；胸胁腰背刺痛胀满者，为有瘀血，再加桃仁、红花。盖小柴胡为通利三焦，治肺调肝，和荣卫之良方，……凡血家兼有表证者，以此方为主，极为妥当。普明子止嗽散亦可用，但药力薄，不堪治重病，如咳嗽轻，带血少者，又须用此轻剂以调之，斯为中病，而不致太过。止血者，再加蒲黄、藕节；清火者，再加枯芩、寸冬；降痰加尖贝、茯苓；降气加杏仁、枳壳；补血，加当归、生地。凡上两方，及加减之法，皆为新病咳血而设。"

《血证论·咳血》："其有外感既久，陈寒入肺，久咳喘满，因而失血者，乃咳嗽气逆，牵动诸经之火以克肺金，肺气亦能牵动胸背脉络之血，随咳而出。是病虽生于寒，而实因寒动火。治法但温其寒，益动其火，宜清火疏寒，面面俱到，斯不差爽。用千金麦门冬汤，并小柴胡加苏子、冬花。盖寒中包火者，宜小柴胡加减，以清郁火。火中伏寒者，宜千金麦门冬汤以搜陈寒，或用细辛代麻黄再加黑姜、五味，尤去肺寒要药。"

《血证论·咳血》："但血证多忌刚燥，更合枯芩、寸冬、玉竹、瓜霜以柔之，用去火中伏寒，庶几调剂得法。然而寒在肺中，久亦变从火化，既化为火，便当专治其火，兼温其寒，是犹抱薪救火矣。"

《血证论·咳血》："……内受温暑湿热者，亦能攻发而为咳血。其证身热口渴，小便不利，胸腹烦满，与外感风寒相似。治宜专清其里，忌发其表。盖此病皆袭人口鼻，侵人脉络，伏留肠胃膜原之间。……故但用清里之药，不可发表，以张病势。里清则表自和，咳血自止，人参泻肺汤治之。"

《血证论·咳血》："若其人素嗜厚味，胃火炎上作咳者，用犀角地黄汤加麦冬、五味、杏仁、枳壳、藕节。"

《血证论·咳血》："又或肝经怒火逆上，侮肺作咳，则用柴胡梅连散加青皮、牡蛎、蒲黄、丹皮、生地。"

《血证论·咳血》："……又有肺中阴虚，本脏气燥，生痰带血，发为痿咳，以及失血之后，肺燥成痿，痰凝气郁，久咳不止，……用清燥救肺汤，甘凉滋润以补胃阴而生肺金，肺金清润则火自降，痰自祛，气自调，咳自止。血枯加生地，火甚加犀角，痰多加贝母，带血加蒲黄。以上二方，于肺经虚火治法綦详。失血之人，多是阴虚火旺，照上治法者，十居八九。"

《血证论·咳血》："若脾经虚火，生痰带血，则宜逍遥散加寸冬、藕节、蒲黄。若肝经虚火生痰带血，亦宜逍遥散加丹皮、山栀、五味。"

《血证论·咳血》："亦有一二属肺经虚寒者．……多涎唾上气。仲景用甘草干姜汤治之。……且其脉必沉弦迟微，痰必清稀泛溢，……吾谓可用六君子为主，再加当归、白芍、炮姜、五味，则于止咳止血皆宜。脾经虚寒，痰动咳嗽者，此方亦宜。"

《血证论·经闭》："热证者，胞为血室，血室为肝之所司，肝火横逆，从胞脉上迫于心肺。心肺之气，不得下通，则发寒热，头晕耳鸣，烦躁多怒，咳逆气上。治宜平其肝火，使肺气得下降，心血得下注，斯经通矣。"

《血证论·用药宜忌论》："至于和法，则为血证之第一良法。表则和其肺气，里者和其肝气，而尤照顾脾肾之气。或补阴以和阳，或损阳以和阴，或逐瘀以和血，或泻水以和气，或补泻兼施，或寒热互用。"

《血证论·用药宜忌论》："四法之外，又有补法，……血证之补法亦有宜有忌。如邪气不去而补之，是关门逐贼；瘀血未除而补之，是助贼为殃。当补脾者十之三四，当补肾者十之五六。补阳者十之二三，补阴者十之八九。古有补气以摄血法，此为气脱者说，非为气逆者说。又有引火归元法，此为水冷火泛者立说，非为阴虚阳越者立说。盖失血家如火未发，补中则愈。如火已发，则寒凉适足以伐五脏之生气，温补又足以伤两肾之真阴，惟以甘寒，滋其阴而养其阳，血或归其位耳。"

《血证论·吐血》："宁血。吐既止，瘀既消。或数日间，或数十日间，其血复潮动而吐者，乃血不安其经常故也。必用宁之之法，使血得安乃愈。……有外感风寒以致吐血，止后，荣卫未和，必有身痛、寒热等证，香苏饮加柴胡、黄芩、当归、白芍、丹皮、阿胶治之。有胃经遗热，气燥血伤而血不得安者，其证口渴哕气，恶闻人声，多躁怒，闻木音则惊，卧寐烦而不安，犀角地黄汤主之。重则合白虎汤，大清大凉以清胃热，轻则只用甘露饮以生胃津而血自愈。有因肺经燥气，气不清和，失其津润之制节，而见喘逆咳嗽等证，以致其血牵动，清燥救肺汤主之。火甚加犀角；血虚加生地；痰多加尖贝润燥宁血，为肺痿等证之良方。葛可久《十药神书》专医虚损失血，用保和汤亦佳，润肺利气，平燥解郁。前方清纯，此方活动，随宜取用，血自安静而不动矣。有因肝经风火，鼓动煽炽，而血不能静者，则见口苦咽干，目眩耳鸣，胁痛逆气，躁怒决裂，骨蒸妄梦，以逍遥散平剂和之。审系肝经风气鼓动而血不宁者，再加桑寄生、僵蚕、玉竹、枣仁、牡蛎、青蒿，此从仲景白头翁汤得来。仲景治产后血痢，取白头翁平木息风。盖肝为藏血之脏，风气散而不藏，则必平之使安，而血乃得安也。又或肝火偏胜，横决而不可遏，致令血不能藏者，则宜加阿胶、山栀、胆草、胡黄连、蒌仁、牛膝、青皮、牡蛎。当归芦荟丸尤破泻肝火之重剂。……又有冲气上逆，其证颈赤头晕，火逆上气，咽喉不利，乳下动脉辟辟弹指，颈上动脉现出皮肤。……麦门冬汤主之。陈修园谓去粳米加白蜜

176

尤能滋补其阴，……审其冲阳太旺者，知母、枳壳、白芍、煅石膏均可加入，以清折之。……若冲脉挟肾中虚阳上逆喘急者，宜用四磨汤调纳逆气。"

《血证论·健忘》："心有瘀血，亦令健忘，《内经》所谓血在下如狂，血在上喜忘是也。夫人之所以不忘者，神清故也。神为何物？即心中数点血液。湛然朗润，故能照物以为明。血在上则浊蔽而不明矣。……血府逐瘀汤加郁金、菖蒲，或朱砂安神丸加桃仁、丹皮、郁金、远志。"

《血证论·吐血》："然亦有宜用温药者，《内经》曰：血者喜阴而恶寒，寒则涩而不流，温则消而去之。且有热伏阴分，凉药不效，而宜用从治之法，以引阳出阴者，方用仲景柏叶汤，为寒凝血滞之正治，亦瘀血伏于阴分之从治法也。然三药纯温，设遇火烈之证，非其所宜，或略加柔药调之，则合四物汤用，又有合泻心汤用者，则直以此反佐之也。"

《血证论·吐血》："其有心经火虚，不能生血，瘦削悸怯，六脉细弱，宜用人参养荣汤，补脾胃以补心。《内经》云：中焦受气取汁，变化而赤是为血。是汤补心化血以奉周身，名养荣者，专主以阳生阴，和畅荣血。凡气血两虚，变见诸证，皆可服也。"

《血证论·经血》："血虚者，行经太少，以及干枯淡薄，诸虚证犹杂出难言。审系肾中天癸之水不足者，……宜左归饮加菟丝、龟板、阿胶、麦冬、五味、苁蓉，以滋天癸之水。"

《血证论·吐血》："……总而论之，血之为物，热则行，冷则凝，见黑则止，遇寒亦止。故有用热药止血者，以行血为止血，姜、艾等是也。有用凉水止血者，或用急流水，或用井泉水，取冷则凝之义，芩、连诸药，亦即冷止之义。有用百草霜、京墨、十灰散等以止血者，取见黑则止之义。黑为水之色，红为火之色，水治火故止也。此第取水火之色，犹能相克而奏功，则能知水火之性，以消息用药，何血证难治之有。又有用咸以止血者，童便、马通，扬尘水之类，此《内经》咸走血之义。"

《血证论·喘息》："人不喘息，则气平静，血何由随之吐出哉？故失血家，未有不喘息者。……失血家火盛逼血，往往其气粗贲，宜大泻其火。"

《血证论·鼻衄》："又凡衄血，久而不止，去血太多，热随血减，气亦随血亡矣。……急用独参汤救之。手足冷，气喘促，再加附子以引气归根。"

《血证论·鼻衄》："……病在经脉者，药到缓。衄血病在经脉，兼用外治法亦能取急效，用十灰散塞鼻并吞咽十灰散，为极稳妥；或用人爪甲煅为末，吹鼻止衄；或用壁钱窠塞鼻，……龙骨吹鼻，能干结血孔免衄；白矾吹鼻，性走窜截血。醋和土敷阴囊，囊为肝所属，肝主血，敷囊以收敛肝气，则肝血自止。上病取下，治尤有理。鳝血滴鼻中；鳖血点鼻；温水浸足，使热气下引；捆病人中指；用湿纸贴脑顶，熨斗熨纸令干，乃汤熨取火之法。"

《血证论·吐血》："……血家忌刚燥，间有宜补元阳者，亦以此等为佳。"

6. 治疗注意

《血证论·用药宜忌论》："汗、吐、攻、和，为治杂病四大法，而失血之证，则有宜不宜。……吐血既伤阴血，又伤水津，则水血两伤，恭然枯骨矣。故仲景于衄家严戒发汗，衄忌发汗，吐、咯可知矣。夫脉潜气伏，斯血不升，发汗则气发泄。吐血之人，气最难敛，发泄不已，血随气溢，而不可遏抑，故虽有表证，只宜和散，不得径用麻、桂、羌、独。果系因外感失血者，乃可从外表散，然亦须敛、散两施，毋令过汗亡阴。盖必知血家忌汗，然后可商取汗之法。"

《血证论·用药宜忌论》："至于吐法，尤为严禁。失血之人，气既上逆，……而复吐之，是助其逆势，必气上不止矣。治病之法，上者抑之，必使气不上奔，斯血不上溢。降其肺气，顺其胃气，纳其肾气，气下则血下，血止而气亦平复。血家最忌是动气，不但病时忌吐，即已愈后，另有杂证，亦不得轻用吐药，往往因吐便发血证。知血证忌吐，则知降气止吐，便是治血之法。"

《血证论·吐血》："今医动言止血，先要化瘀，不知血初吐时，尚未停蓄，何处有瘀？若先逐瘀，必将经脉中已动之血尽被消逐，则血愈枯而病愈甚，安能免于虚损乎！"

《血证论·吐血》："……总而论之，血证属虚劳门，故宜滋补，第恐瘀邪未清，骤用补法，则实以留邪为患，而正气反不受益。历见肝血痨瘵等证，皆系医人横用滋补，以致旧血不去，新血不生。……故仲景治干血，用大黄䗪虫丸。夫既成虚瘵之证，而内有干血，犹须峻药去之。则其虚未成者，更不可留邪为患。故实证断不可用补虚之方，而虚证则不废实证诸方，恐其留邪为患也。或虚中实证则攻补兼用，或十补一攻，在医者之善治焉。"

7. 预防

《血证论·鼻衄》："鼻衄止后，宜用玉女煎加蒲黄以滋降之，再用甘露饮多服以调养之，肆饮梨胶、藕汁、莱菔汁、白蜜等，皆与病宜。……生地黄汤治之。服后衄止，再服地骨皮散以滋之。"

结　语

中医对"血"的理论和相关病变的认识发展经历了长期的实践过程，经过长期探索，中医对血症的认识得到深化研究和创新发展，已经形成一套较为完整成熟的理论学说。清代医家涉及血病变的论述对我们治疗相关疾病的研究和临床实践的发展有重要的指导意义，众医家理论的丰富和深入研究，有效地指导着临床实践，促进了中医学术的繁荣和兴旺。

参考文献

1. 清·张璐著．张氏医通．上海：上海科学技术出版社，1963.

2. 清·高世栻撰，王新华点注．医学真传．南京：江苏科学技术出版社，1983.

3. 清·叶桂著，张志斌点校．温热论．北京：人民卫生出版社，2008.

4. 清·叶天士著，清·徐灵胎评．临证指南医案．上海：上海科学技术出版社，1959.

5. 清·何梦瑶辑．医碥．上海：上海科学技术出版社，1982.

6. 清·吴瑭著，文棣校注．温病条辨．北京：中国书店，1994.

7. 清·王清任撰著．医林改错．上海：上海科学技术出版社，1966.

8. 清·江笔花．笔花医镜．上海：上海科学技术出版社，1958.

9. 清·王士雄编著．温热经纬．北京：人民卫生出版社，1956.

10. 清·唐宗海著．血证论．太原：山西科学技术出版社，1996.